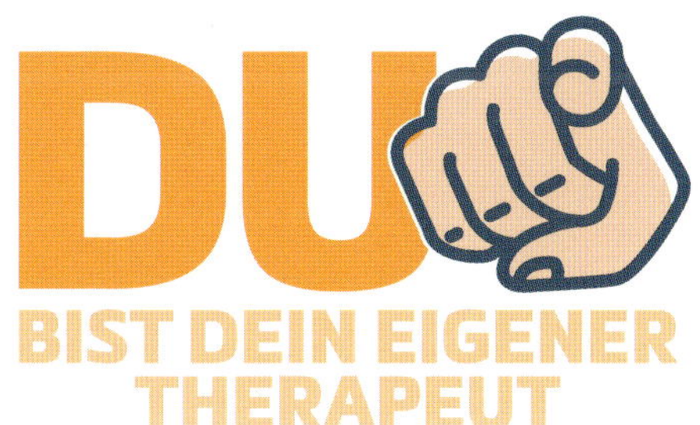
DU
BIST DEIN EIGENER
THERAPEUT

Andreas Alt • Bernard C. Kolster

Rücken-schmerzen

Wie ich meine Beschwerden selbst in drei einfachen Schritten in den Griff bekomme

KVM – Der Medizinverlag

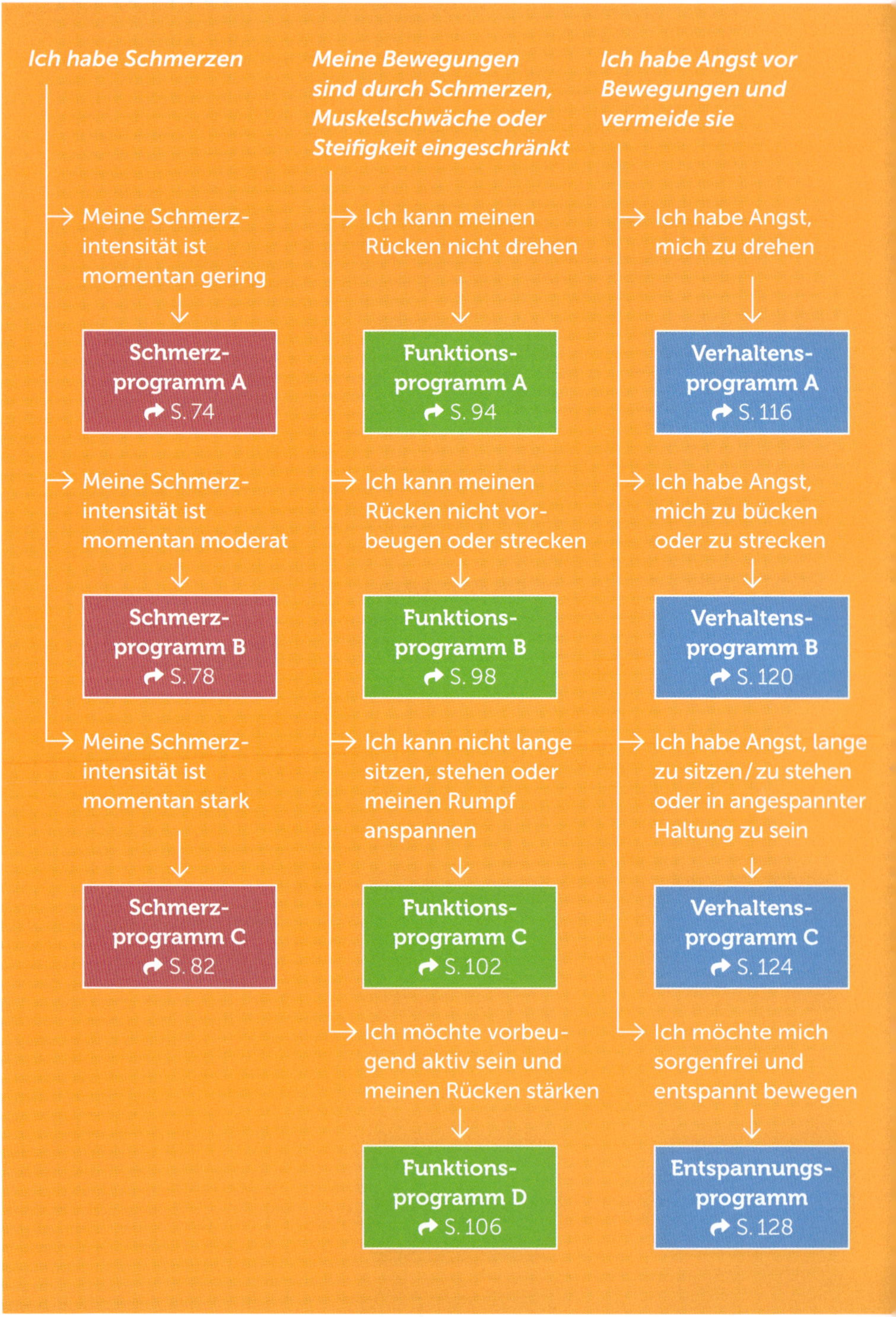

Ich habe Schmerzen

- Meine Schmerzintensität ist momentan gering → **Schmerzprogramm A** S. 74
- Meine Schmerzintensität ist momentan moderat → **Schmerzprogramm B** S. 78
- Meine Schmerzintensität ist momentan stark → **Schmerzprogramm C** S. 82

Meine Bewegungen sind durch Schmerzen, Muskelschwäche oder Steifigkeit eingeschränkt

- Ich kann meinen Rücken nicht drehen → **Funktionsprogramm A** S. 94
- Ich kann meinen Rücken nicht vorbeugen oder strecken → **Funktionsprogramm B** S. 98
- Ich kann nicht lange sitzen, stehen oder meinen Rumpf anspannen → **Funktionsprogramm C** S. 102
- Ich möchte vorbeugend aktiv sein und meinen Rücken stärken → **Funktionsprogramm D** S. 106

Ich habe Angst vor Bewegungen und vermeide sie

- Ich habe Angst, mich zu drehen → **Verhaltensprogramm A** S. 116
- Ich habe Angst, mich zu bücken oder zu strecken → **Verhaltensprogramm B** S. 120
- Ich habe Angst, lange zu sitzen / zu stehen oder in angespannter Haltung zu sein → **Verhaltensprogramm C** S. 124
- Ich möchte mich sorgenfrei und entspannt bewegen → **Entspannungsprogramm** S. 128

Inhalt

Vorwort

Unser Plan, einen Ratgeber zur Eigentherapie von Rückenbeschwerden zu entwickeln, kam durch unsere Erfahrung im alltäglichen Praxisbetrieb zustande. Die Physiotherapie ist heutzutage gerade für Rückenbeschwerden ein nicht mehr wegzudenkender Qualitätsfaktor im Gesundheitswesen. Was ist jedoch, wenn deine Rückenbeschwerden nicht durch die bekannten Empfehlungen und Maßnahmen verschwinden?

Heutzutage wissen wir, dass die allseits bekannten Methoden zur Bekämpfung von Rückenschmerzen durch neue Therapieformen ersetzt werden müssen. Denn wer gegenwärtig noch ausschließlich auf Massagen, Schmerzmedikamente, das vermeintliche Einrenken von Gelenken der Wirbelsäule oder auf harte Einheiten im Fitnessstudio vertraut, hat ein Problem. Diese Methoden sind nicht effektiv, weil sie nicht an den Ursachen der Beschwerden ansetzen. Zudem haben sie keine langfristige Wirkung. Die Wiederkehr deines Rückenleidens ist damit kaum vermeidbar.

Die moderne Wissenschaft in der Schmerzphysiotherapie zeigt es deutlich: Nicht der Schmerz selbst ist das Problem, sondern dessen Ursache! Nun wirst du denken: „Die Ursache ist doch ganz klar: Meine Wirbelsäule ist krumm, die Bandscheibe verrutscht, eines meiner Beine ist länger als das andere oder ein Wirbel hat sich ausgerenkt." Diese Gedanken sind nachvollziehbar, weil sie sehr einfach und klar vorstellbar wirken. Zudem stimmt es auch, solche Ursachen gibt es tatsächlich, doch in Wirklichkeit sind sie weitaus seltener, als du denkst. Nur etwa 10 Prozent aller Rückenbeschwerden sind auf solche körperlichen Schäden zurückzuführen und nur etwa ein Prozent gehen mit schwerwiegenden Verletzungen einher! Das Verwirrende dabei ist, dass gerade die Ursachen, welche am häufigsten genannt werden, die seltensten sind. Ein ausgerenkter Wirbel z. B. bedeutet höllische Schmerzen, eine drohende Querschnittslähmung und den direkten Weg in die Intensivstation. Ein Glück, dass diese Verletzung nur weniger als ein Prozent aller Rückenverletzungen ausmacht!

Viel häufiger sind die Gründe unserer Beschwerden ganz anders. Zu viel Druck von außen auf die eigene Belastbarkeit, immer größere Erwartungen an sich selbst und das kaum erlöschende Gefühl von „Da-geht-noch-Mehr" bestimmen unseren Alltag. Dabei stehen die wirklich überdauernden gesundheits- und belastbarkeitsfördernden Aktionen hinten an – weil sie vielleicht nicht bekannt sind oder das Wissen fehlt, was konkret und in welchem Maße wir tun sollten.

Um die Ansätze zur Selbstbehandlung zu verstehen und deine Rückenbeschwerden wirksam zum Verschwinden zu bringen, solltest du deine Aufmerksamkeit den Inhalten dieses Buches schenken. Diese wurden von zahlreichen Patienten geprüft und für einmalig effektiv befunden. Nutze also die Chance, die für dich zur Lösung deiner Beschwerden bereitsteht. Wir wünschen dir, dass du nie wieder einen Schritt in Richtung deines Arztes oder Physiotherapeuten setzen musst, weil du deine Rückenbeschwerden selbstständig überwinden konntest – getreu dem Motto dieses Ratgebers: „Hilf dir selbst!"

Zu guter Letzt bleibt noch unsere Bitte an dich, deine Erfahrungen mit den Selbstbehandlungsprogrammen mit uns zu teilen. Wir freuen uns auf dein Feedback!

Mit besten Grüßen
Andreas Alt und Bernard C. Kolster

Einleitung

Der Rückenschmerz ist ein seit Jahrzehnten zunehmendes gesundheitliches Problem. Es sticht, es brennt oder es drückt bei unterschiedlichen Aktivitäten im Alltag, Beruf oder beim Sport (Statista 2017). Der so wahrnehmbare und oft stark limitierende Schmerz ist geprägt von verschiedenen Zeiträumen und Ursachen. So gehst du vielleicht deiner beruflichen Tätigkeit im Büro nach und quälst dich seit Langem und immer wieder mit ziehenden, „drückenden" Rückenschmerzen. Dein gleichaltriger Kollege hingegen klagt nur selten und wenn dann eher kurz über ein „Ziehen" im unteren Rückenbereich, welches nach einigen Tagen bis Wochen wieder verschwindet. Hinzu kommt ein dritter Kollege, der ebenfalls schon über „stechende" Rückenschmerzen klagte, welche bei ihm bereits nach drei Tagen verschwanden. Diese Situationen sind unser alltägliches, medizinisches Themengebiet. Die Liste ist mit den unterschiedlichen Leidensberichten der Betroffenen gefüllt, und es zeigen sich immer die drei hervorstechenden Fragen: „Was ist an meinem Rücken kaputt?", „Woher kommen die Schmerzen?" und „Wieso werden sie nicht besser?"

Doch warum treten solche Rückenbeschwerden immer wieder auf und wieso leiden Sportler, Handwerker und Bürotätige alle an Rückenschmerzen? Es scheint gerade so, als wären die meisten Versuche zur Abhilfe unwirksam (Oliveira et al. 2018). Wir fragen die Patienten, wie denn ihre Versuche, die Beschwerden zu reduzieren, ausgesehen haben. Der ärztliche Erstkontakt wird regelmäßig als Start erwähnt, gefolgt von der Überweisung zum Physiotherapeuten. Der Arzt stellt eine meistens eher als „nichtssagend" einzustufende Diagnose wie etwa das „LWS-Syndrom" fest. Nur sehr selten findet der Arzt einen Bandscheibenvorfall, eine Fraktur der Wirbelsäule, eine gefährliche Infektion oder eine schwerwiegende Erkrankung der Wirbelsäule, wie z. B. Morbus Bechterew (Statista 2017, Oliveira et al. 2018). In der Physiotherapie werden dann anschließend die Wirbel der Wirbelsäule mobilisiert, massiert oder getriggert. Manchmal nehmen die Schmerzen ab, doch häufig nicht mal das. Stattdessen kommen die Beschwerden zurück und meistens bleibt das Muster deines Alltags das Gleiche: Der Beruf stresst, die Familie braucht Hilfe und der Sport wird immer weiter reduziert.

Wie häufig kommst du zur Physiotherapie und wirst nach deinen alltäglichen Lebensumständen befragt? Nie? Wird stattdessen erst einmal deine Wirbelsäule mobilisiert, oder werden deine unterschiedlich langen Beine mit einem kräftigen „Dranziehen" bearbeitet? Wenn das so ist, bleiben die heute bekannten Ursachen von Rückenbeschwerden „außen vor" und die entsprechenden Therapiemethoden ungenutzt. Und das ist der Punkt: Heutzutage wissen wir um die Komplexität der Rückenschmerzen viel besser Bescheid als noch vor einigen Jahren. Häufig sind die Methoden und Empfehlungen zur Therapie von Rückenbeschwerden überholt und nicht mehr zutreffend.

Wir wissen inzwischen, dass vor allem der Lebensstil und die Einwirkungen des alltäglichen Umfelds für die Entstehung der Rückenbeschwerden zu nennen sind. Dies bestätigen zahlreiche Forschungen (Statista 2017, Oliveira et al. 2018). Doch was heißt das? Wir leben in einer Leistungsgesellschaft, die fast ausschließlich mit der Perfektion des Alltags einhergeht. So geht es z. B. um die herausragende berufliche Leistung, den „zielführenden" Umgang mit Freundschaften, die perfekte Familie oder das Immer-besser-Werden im Sport. Was fehlt, ist das gesunde Maß. Das bezieht sich auf die Verarbeitung von einwirkenden Reizen von außen, die sich stattdessen zum Stress steigern und eben nicht mehr „gesund" verarbeitet werden. Damit verbunden sind meist auch die Reduktion entspannender und ausgleichender Aktivitäten, wie z. B. Bewegung, und eine energieraubende anstatt einer gesunden Verarbeitung von Sorgen. Fehlinformationen über die Belastbarkeit der Wirbelsäule oder die im Zusammenhang mit Rückenbeschwerden oft erwähnten Risiken steigern den negativen Verarbeitungsprozess noch (Dima et al. 2013). Warum dies expliziert erwähnt wird? Weil es an der Zeit ist, mit alten Mythen aufzuräumen und dir die nachhaltige Form der Therapie von Rückenschmerzen für den Eigengebrauch zu ermöglichen.

Zehn Mythen über Rückenschmerzen

Mythos 1

Rückenmassage oder das „Einrenken" von Wirbelgelenken behebt die Ursache der Beschwerden!

Falsch! Hierbei handelt sich lediglich um eine Behandlung der Symptome, in dem Fall „Schmerz". Die Umstände und Reize, wie Stress, Bewegungsarmut, muskuläre Schwächen oder einfach die Angst vor Schäden an der Wirbelsäule durch z. B. das Heben, werden dabei nicht berücksichtigt (Alt et al. 2020).

Mythos 2

„Blockierte" Wirbelgelenke oder ein „blockiertes" Kreuzdarmbeingelenk entsprechen Wirbelsäulenverletzungen!

Falsch! Die Wirbel und auch das Kreuzdarmbeingelenk müssen eine gewisse Stabilität, also „Blockierung", besitzen, um Kräfte übertragen und das Skelett stabilisieren zu können (Oliveira et al. 2018).

Mythos 3

Ausgerenkte Wirbelkörper lassen sich jederzeit vom Arzt oder Physiotherapeuten „einrenken"!

Falsch! Wenn ein Wirbel tatsächlich ausgerenkt ist, kommt dies einem medizinischen Notfall und einem Fall für die Intensivstation gleich. Ohne massive Unfallvorgänge oder schwerwiegende Vorerkrankungen, wie z. B. „Knochenschwund" (Osteoporose), können Wirbelkörper nicht „ausrenken" und müssen demnach auch nicht „eingerenkt" werden (Alt et al. 2020).

Mythos 4

Wenn der Rücken beim Einrenken „knackt", sind die Wirbel eingerenkt!

Falsch! Die Wirbel sind nicht ausgerenkt und müssen daher nicht eingerenkt werden. Wenn es „knackt", liegt das am Entweichen eines Unterdrucks. Zwischen den inneren Körperteilen (Muskeln, Bindegewebe, Fett usw.) befindet sich Flüssigkeit, welche eine klebende Wirkung aufeinander auslöst. Durch einen schnell und stark ausgeführten Druck auf die betreffende Struktur, z. B. den Muskelbereich neben der Wirbelsäule, entweicht der Unterdruck, dies resultiert in einem „knackenden" Geräusch (Unsworth et al. 1971). Denselben Effekt kannst du leicht mit zwei flachen Gegenständen wie Spiegeln, die du mit einem Tropfen Wasser dazwischen aufeinanderlegst und anschließend plötzlich auseinanderreißt, veranschaulichen.

Mythos 5

Eine geringe „Ungleichheit" der Wirbelsäule ist eine Ursache für Rückenschmerzen!

Falsch! Die Wirbelsäule ist nie perfekt geformt, weil sie individuell konzipiert ist. Ähnlich verhält es sich mit der Farbe der Haare, der bevorzugten Hand (Links- oder Rechtshänder) oder der Gesichtsform (Balagué & Pellisé 2016).

Mythos 6

Ein runder Rücken ist beim Heben von Gegenständen gefährlich!

Falsch! Der Anpressdruck auf die einzelnen Wirbelkörper beim Heben mit rundem Rücken verändert sich kaum im Vergleich zum Druck beim Heben mit gestrecktem Rücken (Saraceni et al. 2020).

Mythos 7

Bandscheiben rutschen aus der Wirbelsäule!

Falsch! Bandscheiben können nicht aus der Wirbelsäule gleiten wie ein Stück Seife aus der Hand. Das Problem eines sogenannten Bandscheibenvorfalls besteht in dem Austreten von innerem Bandscheibenmaterial. Dieses drückt dann auf die Nervenwurzel und verursacht so den Schmerz oder die Irritation des Nerven (Kribbeln, Brennen, Taubheit) (Ikemoto et al. 2019).

Mythos 8

Der menschliche Körper ist vergleichbar mit einer Maschine!

Falsch! Der Mensch ist ein fühlendes, träumendes, individuell denkendes, empathisches Lebewesen und sein Körper ist nicht mit der Funktionsweise einer Maschine abzubilden. Genauso wichtig ist daher die Beachtung der Psyche bei der Behandlung körperlicher Beschwerden (Statista 2017, Alt et al. 2020).

Außerdem reagieren Menschen auf moderate Stressreize nicht mit Zerbrechen oder Schaden, wie es z. B. bei einem Auto der Fall wäre. Stattdessen kann sich unser Körper anpassen und leistungsfähiger werden. Diese Anpassung ist das Grundprinzip von jedem körperlichen Training und ermöglicht uns, mit den Belastungen zu wachsen und sie in Zukunft besser zu bewältigen (Kitaoka 2014).

Mythos 9

Übergewicht ist die „Hauptursache“ für Rückenbeschwerden!

Falsch! Natürlich ist ein gesunder Lebensstil immer anzustreben, aber auch dünne Menschen leiden an Rückenbeschwerden.

Die Optimierung des Körpergewichts und die Vermeidung von Giftstoffen sind zur Bekämpfung von Rückenbeschwerden nicht wichtiger als andere Methoden (Aktivität, Entspannung, Belastungseinteilung, Angstvermeidung usw.) (Chou et al. 2016).

Mythos 10

Mythen im Zusammenhang mit Rückenbeschwerden und der entsprechenden Therapie sind kaum vorhanden!

Falsch! Es existieren viele Mythen bezüglich der Therapie von Rückenbeschwerden, weil diese einfacher vorstellbar sind, Fachleute viel Zeit benötigen, bis die Wissenschaft sie erreicht und weil eine große Industrie viel Geld daran verdient. Solange du als „krank" oder „verletzt" giltst, verdient jemand an dir (Brownlee et al. 2017).

Sind die meisten Rückenbeschwerden gefährlich? Nein. Die allermeisten Rückenbeschwerden sind nicht auf körperliche Schäden, sondern auf das erwähnte Muster unseres heutigen Lebensstils zurückzuführen. Darum weisen auch Rückenschmerzen nicht zwingend auf klassische Verletzungen deines Rückens, wie etwa einen Bandscheibenvorfall, hin. Selbst wenn dein Rücken einmal überlastet ist, liegt diese meistens an einer Überreizung der Muskulatur oder an einer Verarbeitungsstörung deines Nervensystems [➦„Schmerzeinteilung" S. 21].

In diesem Buch lernst du, wie du deine Rückenbeschwerden effektiv und nachhaltig „selbst" beurteilen und behandeln kannst. Dafür verwenden wir drei wichtige Wege:

- Schmerzmanagement
- Optimierung deiner Bewegungsabläufe
- Umgang mit Rückenbeschwerden durch das richtige Verhalten

Die Therapiemethoden entsprechen den aktuellen und vielseitig geprüften, wissenschaftlichen Erkenntnissen.

Um Herr deiner Rückenbeschwerden werden zu können, wird neben den drei Lösungswegen noch eine zielführende Analyse gebraucht. Daher wird dir vor jeder Durchführung der vorgestellten Therapieprogramme eine Selbsteinschätzung deiner Beschwerden empfohlen. Diese Selbsteinschätzung unterscheidet sich von klassischen Untersuchungen, weil die Zurückgewinnung deiner aktiven „Fähigkeiten“ im Vordergrund steht. Die alleinige Minderung deiner Symptome ist nicht ausreichend. Die Selbsteinschätzungen sind an typische Einschränkungen durch deine Rückenbeschwerden angelehnt, wie z. B. die Intensität deines Schmerzes beim Heben einer Getränkekiste. Du selbst definierst also deine Untersuchung! Danach richtet sich dann dein spezifisches Therapieprogramm aus [➦„Praxisteil“ ab S. 55]. Ebenso findest du in diesem Buch Hinweise, deine Lebensweise zu verbessern. Hier spielt die Ernährung eine wichtige Rolle. Schmerz und Ernährung sind eng miteinander verbunden, und man erreicht über die Ernährung wertvolle Effekte zur Schmerzbekämpfung. Wusstest du, dass rotes Fleisch oder Wurstwaren Entzündungsprozesse im Körper fördern [➦„Lebensführung“ S. 49]?

Ein gesunder Rücken benötigt ein langfristiges Management in eigenverantwortlicher Regie und es gibt eine Person, die dir langfristig helfen kann: Das bist du selbst!

Die Funktionen des Rückens

Wie funktionieren die Wirbelsäule und damit dein Rücken? Die Antwort auf diese Frage ist von der menschlichen Evolution geprägt. So wissen wir heutzutage aus entsprechenden wissenschaftlichen Untersuchungen, dass sich der Mensch schon vor ca. 3,6 Millionen Jahren zunehmend vom Vier- zum Zweibeiner entwickelt hat. Die Entwicklung zum aufrechten Gang bezeichnet man als „Bipedie". Interessant dabei sind die für uns ausschlaggebenden, anatomischen Veränderungen (Stringer 2002). Wir Menschen mussten uns körperlich fortwährend an die neuen Bedingungen des aufrechten Gangs anpassen. Dies bedeutet bis heute eine deutliche Auswirkung auf unsere Belastbarkeit. Allein die veränderte Kraftverteilung auf vorher vier und in der Moderne auf zwei Beine zeigt die Notwendigkeit einer Anpassung. Natürlich sind diese vermeintlichen Nachteile durch die Evolution nicht nur schlecht. Wir erhielten dadurch auch enorme Vorteile, im Gegensatz zu anderen „Tieren": Die Unabhängigkeit der Arme und Hände verhalf uns zu viel mehr Fähigkeiten. Wir können komplexe mechanische Aufgaben erledigen, wie z. B. Schreiben, Basteln oder Handwerken. Nachdem wir also mittlerweile zum ausdauernden, vielseitigen und aufrecht gehenden Menschen entwickelt sind, stoßen wir seit einigen Jahrhunderten auf ein weiteres Problem: Wir sitzen zu viel! Und wundern uns, warum unser Körper daraufhin rebelliert. Zur Verdeutlichung: Wer acht Stunden lang am Tag sitzt, benötigt mindestens 60 Minuten dauerhafte Aktivität, also z. B. Laufen, um das Sitzen zu kompensieren (Grabovac & Dorner 2019).

Unser unterer Rücken ist zur Bewältigung von Lasten konzipiert und nicht für langandauernde Ruhe, wie es das Sitzen darstellt. So ist er in unterschiedlichen Lebenslagen imstande, einen großen Teil deines Körpers in verschiedenen Positionen (Sitzen, Stehen, Gehen, Springen usw.) zu tragen. Gleichzeitig ist er aber auch dazu imstande, schwere Lasten zu heben (Getränkekiste, kleine Kinder usw.). Grundsätzlich funktioniert unser Rücken also sehr vielschichtig.

Die Wirbelsäule und ihre Abschnitte

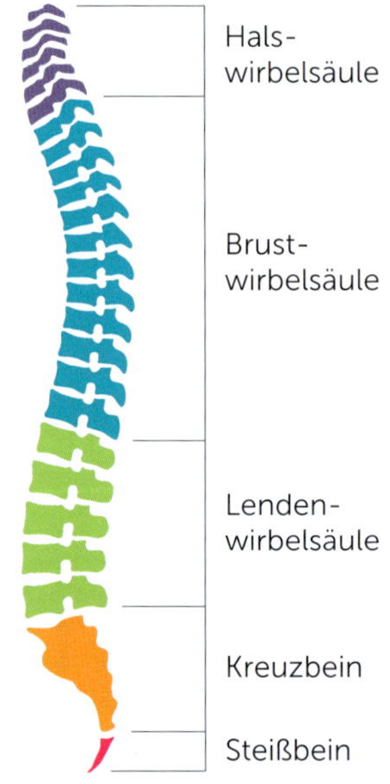

Abb. 1 Wirbelsäule und ihre Abschnitte.

Der Rücken ist ein komplexes Körperteil mit vielen unterschiedlichen Funktionen. Wie diese ermöglicht werden, lässt sich anhand der einzelnen Wirbelsäulenabschnitte erklären. [Abb. 1].

Halswirbelsäule – Unter deinem Kopf befindet sich die Halswirbelsäule, die aus sieben Wirbeln besteht. Diese Wirbel schützen den Hirnstamm und das Rückenmark, stützen den Schädel und ermöglichen eine ausgeprägte Kopfbeweglichkeit (Hochschild 2015).

Brustwirbelsäule – Unterhalb des letzten Halswirbels (C7) befinden sich 12 Brustwirbel. Die Rippenansätze unterstützen die Stabilität der Brustwirbelsäule. Der Brustkorb schützt viele lebenswichtige Organe.

Lendenwirbelsäule – Im unteren Teil deines Rückens findest du die Lendenwirbelsäule, die aus fünf Wirbelkörpern besteht. Die Lendenwirbel sind die massivsten Wirbel des Menschen und tragen einen großen Teil der Gesamtmasse des Körpers. Diese Region erlaubt mehr Bewegungsspielraum als die Brustwirbelsäule, aber weniger als die Halswirbelsäule (Hochschild 2015).

Kreuzbein – Das Kreuzbein (Sakrum) ist über ein bewegliches Gelenk mit dem letzten Lendenwirbel (L5) verbunden und besteht aus fünf miteinander verschmolzenen Knochen. Es bildet zusammen mit den Darmbeinschaufeln, die links und rechts am Kreuzbein ansetzen, das Iliosakralgelenk und ist zugleich die Verbindungsstelle zwischen dem Beckengürtel und der Wirbelsäule. Direkt unterhalb des Kreuzbeins befinden sich fünf weitere Knochen, die zum **Steißbein** zusammengewachsen sind (Hochschild 2015, Saraceni et al. 2020).

Du erfährst und nutzt die Funktionen deines Rückens jeden Tag!

Fangen wir doch einmal ganz zu Beginn eines neuen Tages an: Wahrscheinlich gehst du einer beruflichen Tätigkeit nach, der du schon morgens nachkommen musst, oder du möchtest deine Kinder betreuen. Du wachst also frühmorgens auf und planst direkt aufzustehen. Dazu rotierst du deinen Oberkörper in Richtung Bettkante, bevor du ihn mit einer kleinen Seitneigung in die senkrechte Position rückst. Anschließend richtest du dich auf und bückst dich zur Schublade mit deinen Socken, die du dir über deine Füße ziehst, bevor du dich wieder in die Aufrechte streckst. Wunderbar. Die erste Funktion, nämlich die **dreidimensionale Beweglichkeit deiner Wirbelsäule – Drehen, Beugen Strecken –** hast du nun schon genutzt.

Anschließend nimmst du deine restlichen Kleider und gehst ins Badezimmer, um deiner Morgenhygiene nachzugehen. Interessanterweise geschieht dies trotz des aufrechten Gangs und der zusätzlichen Last deiner mitgenommenen Kleidungsstücke, ohne dass du die Balance verlierst und hinfällst. Nachdem du nun fertig bist, bereitest du deine Tasche vor, die mitsamt Laptop und einem Getränk ein gutes Gewicht erreicht hat. Du bückst dich, greifst deine Tasche und hebst sie auf den Stuhl neben dem Küchentisch. So einfach offenbaren sich weitere Funktionen deines Rückens, nämlich die **Unterstützung der Balance**, die **Umsetzung des aufrechten Gangs** und die **Kraftentfaltung**.

Eine wesentliche Funktion deines Rückens bzw. deines Rumpfes fehlt noch – die **Schutzfunktion**: Du bist etwas in Eile, möchtest schnell das Haus verlassen und stößt aus Versehen beim Hinauslaufen mit dem Rücken am Türrahmen an. Zum Glück ist nicht passiert! Dein Rumpf und deine Wirbelsäule haben deine Organe und deine Nervenwurzeln vor dem Stoß am Türrahmen geschützt.

Kontrolle, Koordination, Kraft

Die Funktionalität deiner Wirbelsäule hängt bei Weitem nicht nur mit der Beweglichkeit zusammen (Stemper et al. 2010, Lee et al. 2016). Genauso relevant dafür sind folgende Komponenten:

- **Bewegungskontrolle**, d. h. die Ansteuerungs- und Ausführungsqualität einer Bewegung (Alt et al. 2020)
- **Koordination**, d. h. die Abstimmung und Zuordnung unterschiedlicher körperlicher Prozesse, z. B. Reaktion, Balance, Orientierung (Lee & Kang 2016)
- **Kraft**, d. h. die Überwindung von Widerständen in alle möglichen Bewegungsrichtungen sowie die Fähigkeit zur Stabilisation deiner Wirbelsäule durch deine Rücken- und Rumpfmuskulatur (Lee & Kang 2016, Kitaoka 2014)

Alle diese Elemente ermöglichen dir in Kombination die Funktionalität und damit auch die „Belastbarkeit" deiner Wirbelsäule. Egal ob im Alltag, Beruf oder im Sport, die Belastbarkeit deiner Wirbelsäule ist essenziell. Die feine Abstimmung der unterschiedlichen Muskelsysteme wird durch ihre Komplexität ersichtlich. So gibt es kleine, tiefgelegene, von der Fascia thoracolumbalis (widerstandsfähiges Fasziengewebe) eingebettete, autochthone (ortständige) Muskelanteile, die deine Wirbelsäule stabilisieren. Zusammengefasst wird diese Muskelgruppe auch M. erector spinae genannt. Für die großen und kraftaufwendigen Bewegungen der Wirbelsäule, wie z. B. das Heben und Heranziehen eines vollen Wäschekorbs an den Körper, sind entsprechend große, allochthone (eingewanderte) Muskeln notwendig. Der M. latissimus dorsi, M. trapezius und M. deltoideus sind hierfür entscheidend. Unterstützt werden diese großen, kräftigen Muskeln von den Mm. rhomboidei [Abb. 2, S. 20].

Wichtig ist das Zusammenspiel von Beweglichkeit, Bewegungskontrolle, Koordination, Kraft und Ausdauer – und zwar schon für viele banale Alltagstätigkeiten. So benötigst du z. B. beim Heben einer Getränkekiste nicht nur Beweglichkeit, um diese zu erreichen, sondern auch Koordination, um das Gleichgewicht nicht zu verlieren, Bewegungskontrolle, damit du die Kiste gezielt heben kannst, und natürlich Kraft. Wenn du nun mehrere Kisten heben musst, benötigst du zudem noch Ausdauer.

Um deine Rückenbeschwerden therapieren zu können, hilft dir zu Beginn eine Analyse deiner Schwächen. Diese wird dir helfen, deine Chancen zu erkennen und gleichzeitig deine Sorgen und Ängste bei der Belastung deines Rückens, wie z. B. durch das Heben, zu reduzieren. Wir nennen dies „Selbsteinschätzung".

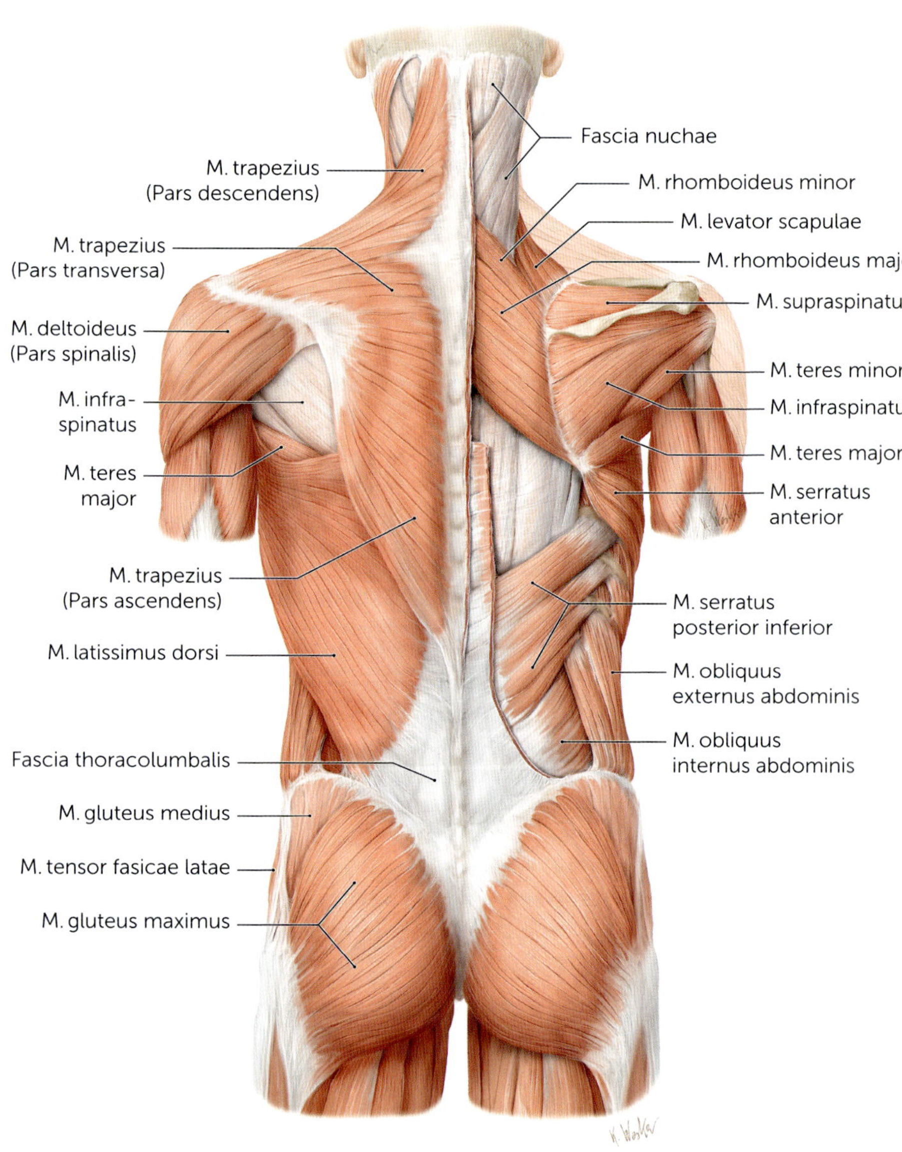

Abb. 2 Die wichtigsten Rückenmuskeln.

Schmerz

Schmerz ist immer eine subjektive Erfahrung, die in unterschiedlichem Maße von biologischen, psychologischen und sozialen Faktoren beeinflusst wird – so auch der Rückenschmerz. Deine Erfahrung mit schmerzhaften Ereignissen lehren dich, mit Schmerz umzugehen, doch dieses „Verarbeiten" kann fehlgeleitet sein. Daher ist es wichtig, dass deine Aussagen bezüglich deiner Schmerzen von Fachleuten (Ärzten, Physiotherapeuten usw.) vor allem respektiert und nicht ignoriert werden. Genauso notwendig dabei ist, dass du selbst Möglichkeiten hast, dich zu analysieren – in dich hineinzuhören und definieren zu können, wie du fühlst. Wenn Schmerzen nicht respektiert und therapiert werden, können die Belastbarkeit im Alltag und die Lebensqualität darunter leiden. Du selbst musst die Herkunft und die Entwicklung deines Rückenschmerzes zunächst verstehen, damit du ihn anschließend effektiv und langfristig therapieren kannst (Treede 2018).

Schmerzeinteilung

Schmerzen können unterschiedlich lang andauern. Warum Schmerzen nicht immer derselben Dauer entsprechen, liegt an den verschiedenen Auslösern und den Schmerzverarbeitungsprozessen des Nervensystems.

Unser Körper kann über bestimmte Rezeptoren verschiedene Reize wahrnehmen, z. B. Temperatur, Druck oder Säure. Diese Rezeptoren werden auch unter Nozizeptoren zusammengefasst.

Der Nozizeptor für Temperatur wird z. B. bei starken Hitzereizen über 45 °C aktiviert und sendet das Signal an das Rückenmark.

Hier beginnt der komplexe Weg des Signals „Hitze!". Es wird zunächst zu anderen Rückenmarkszellen und von diesen weiter zum Gehirn geleitet.

Im Gehirn wird das Signal von den zuständigen Zentren verarbeitet. Bei der Schmerzverarbeitung sind eine Vielzahl unterschiedlicher Areale beteiligt. Wichtig ist, dass erst jetzt – im Gehirn – die Empfindung „Schmerz" entsteht. Das bedeutet, dass es im Gegensatz zum Irrglauben vieler Betroffener keine Rezeptoren gibt, die Schmerz aufnehmen. Stattdessen werden Reize in Form von Temperatur, Druck oder Chemie von den jeweiligen Nozizeptoren erfasst und dann in deinem Gehirn als Schmerz interpretiert. Klingt komisch? Es stimmt aber! Nicht die Nozizeptoren, sondern das Gehirn entscheidet darüber, ob und wann Schmerzen auftreten. Das hat zur Folge, dass ein starkes Signal der Nozizeptoren zu Schmerzen führen kann – aber nicht muss. Zur Verdeutlichung: Wenn wir hinfallen und uns das Knie aufschürfen, dann melden unsere Nozizeptoren den Schaden ans Gehirn. Je nachdem, wie stark wir verletzt sind, ist das Signal der Nozizeptoren stärker oder schwächer. Doch jetzt kommt die Krux: Das Gehirn hat viele Möglichkeiten, steuernd einzugreifen, z. B. kann es vorübergehend die „Sensibilität" der Rückenmarkszellen erhöhen und damit die Weiterleitung von Nozizeptorensignalen fördern. Dadurch können „kleinere" Signale verstärkt und im Gehirn als sehr bedrohliche Signale interpretiert werden. Hatten wir einen schlechten Tag und sind auf dem Weg nach Hause mit der neuen Jeans hingefallen, kann es sein, dass unser Gehirn den Sturz als weitaus bedrohlicher und schmerzhafter einstuft, als er eigentlich ist. Das Gehirn kann die Sensibilität der Rückenmarkszellen aber auch vorübergehend „hemmen", sodass wir die Verletzung gar nicht wahrnehmen und unser Knie schmerzfrei bleibt. Man schaue sich Kinder an, die gerade spielen und darüber völlig vergessen, dass sie hingefallen sind. Das Gehirn behält also stets die Kontrolle. Im ungünstigsten Fall kann das Gehirn aber auch selbst dazu beitragen, dass Schmerzen entstehen und bestehen bleiben und zwar unabhängig davon, ob die Nozizeptoren aktiv sind oder nicht.

Um die Komplexität der chronischen Schmerzen besser nachzuvollziehen, kannst du dir dein Nervensystem wie eine Computersoftware vorstellen, die auch von einem Virus befallen werden könnte. Bei einem Virusbefall würde das Signal nicht normal verarbeitet werden, sondern ständig zu einer Fehlermeldung führen und Schmerzen auslösen.

Dein Nervensystem schützt sich im Regelfall vor dem Virus. Wenn du völlig gesund bist, reagiert dein Nervensystem nur auf starke Nozizeptorensignale, sodass dein Gehirn nur dann Schmerzen meldet, wenn tatsächlich eine Gewebeschädigung vorliegt. In diesem Fall kannst du deinem Schmerz immer einen Auslöser zuordnen, z. B. verspürst du Schmerzen nach einer Hautverbrennung oder beim Heben eines zu schweren Gegenstands mit anschließender Muskelüberlastung. Sobald die Haut bzw. die Muskulatur sich regeneriert, verschwinden auch die Schmerzen.

Doch was passiert, wenn du nicht völlig gesund und entspannt bist? Je stärker dein Nervensystem (Gehirn und Rückenmarkszellen) durch weitere Reize wie z. B. Angst, Wut oder Nervosität beeinflusst ist und je länger die Schmerzen andauern, desto schlechter kann sich dein Nervensystem, also deine körpereigene Computersoftware, vor dem Virus schützen. Einmal mit dem Virus angesteckt, reagieren die Rückenmarkszellen und das Gehirn sensibler, sodass eigentlich harmlose Reize fehlerhaft verarbeitet werden und irrtümlicherweise Schmerzen auslösen. Das heißt nicht, dass die Schmerzen eingebildet sind, sondern dass das Nervensystem zu „empfindlich" reagiert.

Durch die Sensibilisierung können Schmerzen entstehen, obwohl keine Gewebeschädigung vorliegt. Verstärkt wird die Dauer der Schmerzen durch unangenehme Reize wie z. B. Stress. Besteht der Schmerz über einen längeren Zeitraum, kann er sich zu allem Überfluss im Gehirn festsetzen. Man spricht in diesem Zusammenhang auch vom Schmerzgedächtnis – das Virus bringt dem Gehirn im übertragenen Sinne bei, den Schmerz zu speichern. Je länger der Schmerz also bestehen bleibt, desto weniger lässt er sich auf einen Auslöser, wie z. B. das Heben eines zu schweren Gegenstands, zurückführen. Dein Nervensystem wird überlastet und letztlich bekommst du ein Schmerzproblem, das unabhängig von einer Verletzung oder Erkrankung existiert (King 2007).

Eigentlich hat Schmerz die Funktion, dich vor Verletzungen zu schützen. Wenn wir beispielsweise bei einer Tageswanderung bemerken, dass unsere Füße schmerzen, dann ist die natürliche Reaktion darauf, die Tageswanderung zu beenden und zurück zum Parkplatz anstatt zum nächsten Etappenziel zu gehen. Unsere Füße waren womöglich schon erschöpft und ein Muskel gereizt. Durch das vorzeitige Beenden der Tageswanderung konnten wir eine schlimmere Verletzung verhindern. Tritt der Schmerz allerdings auf, obwohl keine Verletzung vorliegt, wie es beim chronischen Schmerz der Fall ist, dann erfüllt der Schmerz auch keine Schutzfunktion mehr. Beim chronischen Schmerz ist dieses Phänomen sehr gut bekannt – hier steht als Auslöser nicht eine Verletzung des Körpers, sondern das überlastete Nervensystem im Mittelpunkt. Ganz gleich, ob es sich beim Auslöser des Schmerzes um eine Verletzung oder eine Überbelastung des Nervensystems handelt – in beiden Fällen ist der Schmerz real und kann uns im Alltag einschränken und zu einer Last werden.

Typischerweise werden Schmerzen je nach Dauer und Bezug zu einem Auslöser eingeteilt:

1. Schmerz als Schutz- und Warnfunktion = akuter Schmerz
2. Schmerz als Warnfunktion bei körperlicher Überlastung oder gemäß einer Wundheilungsphase = subakuter Schmerz

3. Schmerz als Reaktion auf ein überlastetes Nervensystem
   = chronischer Schmerz

Akuter Schmerz

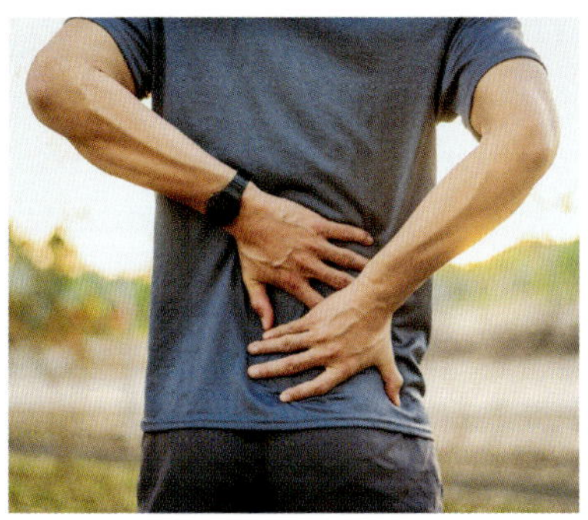

Abb. 3 Der „Hexenschuss" ist ein bekanntes Beispiel für eine akute Schmerzerfahrung.

Die Schutz- und Warnfunktion entspricht der akuten Form des Schmerzes und beläuft sich auf einen Zeitraum von ungefähr 10 Tagen. Aufgrund von intensiven und meist plötzlichen Ereignissen, die auf den Körper einwirken, verursachen diese Reize das Empfinden von Stechen, Brennen oder dumpfem Ziehen [Abb. 3]. Sobald allerdings der Bezug dieser Empfindungen (Schmerzen) zum auslösenden Ereignis verloren geht, spricht man nicht mehr vom „akuten Schmerz" (King 2007, Treede 2018).

Bei akutem Schmerz liegt eine körperliche Verletzung vor. Die Schmerzintensität beim akuten Schmerz hängt in der Regel mit dem Ausmaß der Verletzung zusammen – je größer die Verletzung ist, desto stärker ist auch der Schmerz. Ein klassisches Beispiel für akuten Schmerz ist der Muskelkater. Ist das Training zu intensiv gewesen, lagert sich Laktat (Säure) im Muskel an und der Muskel wird gereizt. Innerhalb des Muskels entwickelt sich in den nächsten Stunden eine Entzündung, die sich nach ca. einem Tag als schmerzhafter Muskelkater bemerkbar macht. Der Schmerz erfüllt hier eine Schutzfunktion, indem er dich davon abhält, den Muskel weiter zu belasten. Der Bezug zum Auslöser ist bei akutem Schmerz stets gegeben: Klingt die Entzündung nach wenigen Tagen ab und ist der Muskel regeneriert, dann verblasst auch der Schmerz.

Beispiel

Du berührst aus Versehen eine heiße Herdplatte und empfindest unmittelbar danach Schmerz. Dieses Gefühl entsteht durch eine Überlastung deiner „Thermorezeptoren". Der mögliche Schaden, der durch die Hautverbrennung entstand, ist der Auslöser deiner Schmerzen, die für einige Tage bestehen bleiben, bis die Haut verheilt ist. Der Grund für den Fortbestand der Schmerzen ist, dass das Gewebe nach einer Verbrennung die Entzündungsphase durchläuft und dadurch sehr sensibel wird. Während dieser Zeit lösen sogar leichte und eigentlich harmlose Reize wie z. B. das Streichen über die Wunde Schmerzen aus. Solange diese nicht abgeheilt ist, stellt sie weiterhin den Auslöser für die Schmerzen dar.

Ähnlich verläuft es bei Rückenschmerzen, die du aufgrund einer muskulären Überlastung entwickelt hast. Betrifft dich ein akuter Rückenschmerz? Dann findest du dafür Lösungen im Praxisteil „Das Schmerzprogramm" [➜S. 71].

Subakuter Schmerz

Nicht akut, aber auch nicht langanhaltend (chronisch) ist dein Schmerz in der „subakuten Phase". Dieser subakute Schmerz kann bis zu 12 Wochen anhalten, wenn er durch eine körperliche Schädigung oder Überlastung entstanden ist. Beispiele hierfür wären Schäden durch Verletzungen, wie Knochenbrüche, Bänderrisse oder Muskelfaserrisse, die eine längere Zeitspanne für die Wundheilung benötigen. Die Geschwindigkeit der Wundheilung hängt mit der Durchblutung des verletzten Gewebes zusammen – je schlechter es durchblutet ist, wie z. B. Knorpelgewebe, desto langsamer ist die Wundheilung. Solange die Wundheilung nicht abgeschlossen ist, reklamiert das Gehirn mit Schmerz. Auch hier soll der Schmerz dich davon abhalten, das noch nicht vollständig verheilte Gewebe zu stark zu belasten und dich letztlich vor neuen Verletzungen schützen. Demnach ist auch der subakute Schmerz auf eine körperliche Verletzung zurückzuführen. Nun gilt an dieser Stelle: Sobald die Heilung abgeschlossen ist, muss auch der Schmerz stoppen. Ein besseres Verständnis hierfür liefern die Wundheilungsphasen [➦„Die Heilungsphasen – ein ‚Naturgesetz'" S. 40].

Überlastungsreaktionen des Weichteilgewebes (z. B. Muskeln, Sehnen oder Bänder) wie ein Muskelfaserriss kommen häufig vor und verlaufen typischerweise im Zeitrahmen des subakuten Schmerzes (King 2007).

Geht der Bezug zwischen der Verletzung und dem Schmerz verloren, dann handelt es sich nicht mehr um subakuten, sondern um chronischen Schmerz.

Kannst du deinen Schmerz einer Verletzung zuordnen, z. B. einem schweren Sturz oder eine muskuläre Überbelastung durch zu schweres Heben, ist es empfehlenswert, die schmerzhaften Auslöser zu vermeiden. Dadurch verhinderst du, dass sich der Schmerz in deinem Gehirn festsetzt. Allerdings ist es notwendig und für die Heilung förderlich, körperliche Aktivität nicht komplett zu vermeiden. Ruhige Alltagsaktivitäten wie z. B. Spazierengehen oder leichter Sport können die Durchblutung fördern und den Heilungsprozess unterstützen.

Der Übergang zwischen subakutem und chronischem Schmerz ist fließend. Sobald sich ein Dauerschmerz einstellt oder du bemerkst, dass sich dein Verhalten verändert und du z. B. aus Angst jegliche Bewegung vermeidest, gilt es, durch gezielte körperliche Aktivität und Verhaltensstrategien der möglichen Chronifizierung entgegenzuwirken!

✓ Beispiel

Stell dir vor, du hast eine schwere Last gehoben und dadurch deine Muskulatur überlastet. Nun hast du Rückenschmerzen und Angst, du hättest dir deine Bandscheibe oder einen Wirbel verletzt. Du verhältst dich also vollkommend ruhig und vermeidest jede Belastung. Doch in Wirklichkeit geht es deinen Bandscheiben und deinen Wirbeln gut, lediglich deine Muskeln wurden überfordert. Dieser Prozess entspricht sogar einer völlig intakten Gesundheit. Deine Muskeln „müssen" so reagieren, wenn sie überlastet werden! Du bist deshalb nicht in Gefahr. An dieser Stelle wäre es angebracht, leichten körperlichen Aktivitäten nachzugehen und stufenweise die Belastung zu steigern. Wenn du stattdessen jeglicher Bewegung und körperlicher Belastung aus dem Weg gehst, baut sich einerseits deine Belastungsfähigkeit nach und nach ab und andererseits wird deinem Gehirn vermittelt, dass die „Vermeidungsstrategie" notwendig ist [➦„Angst vor Belastung" S. 32]. Du befürchtest, eine ernsthafte und gefährliche Schädigung zu riskieren, wenn du dich belastest, wie beispielsweise dich zu bücken. Der Befehl deines Gehirns lautet also: „Nicht bücken!" Die Begründung des Gehirns für diesen Befehl wird dir vermittelt als Gefahr: „Das wird dir wehtun und dann bist du schlimm verletzt!" In Wirklichkeit aber bist du gesund. Dein Gehirn reagiert nur wie eine vom Virus befallene Software fehlerhaft auf Reize und Befehle von außen [➦vgl. S. 23]. Erkennst du dich wieder? Keine Sorge! Du findest effektive Lösungen zur Bekämpfung deines Schmerzes im Praxisteil „Das Verhaltensprogramm" [➦S. 111].

Chronischer, langanhaltender Schmerz

Wenn dein Rückenschmerz über mehreren Wochen bis zu einem nicht begrenzbaren Zeitraum anhält, wird er als „chronisch" oder langanhaltend bezeichnet. Diese Art des Schmerzsyndroms ist die komplexeste Form (King 2007). Dauerhafte Schmerzen entstehen dann, wenn der Schmerz nicht mehr als plausibles Warnsignal für eine Schädigung oder Erkrankung dient. Der Auslöser steht also nicht mehr im Zusammenhang mit dem Reiz, z. B. schweres Heben oder das Schneiden in den Finger beim Kochen. Du denkst dir jetzt vielleicht: „Wie soll ich das verstehen, ich habe Schmerzen, aber keine Verletzung?" Das stimmt! Das chronische Schmerzsyndrom ist eine eigenständige Problematik, die eben nicht mehr auf den Auslöser des Schmerzes zurückgeführt werden kann. Dieser ist seit Langem vorbei. Nicht der Reiz von außen (z. B. die heiße Herdplatte) ist hierbei das Problem, sondern vielmehr dein Nervensystem. Dabei überlasten die Rezeptoren (Nozizeptoren). Darauf folgten zum einen die stärkere Schmerzwahrnehmung und zum anderen

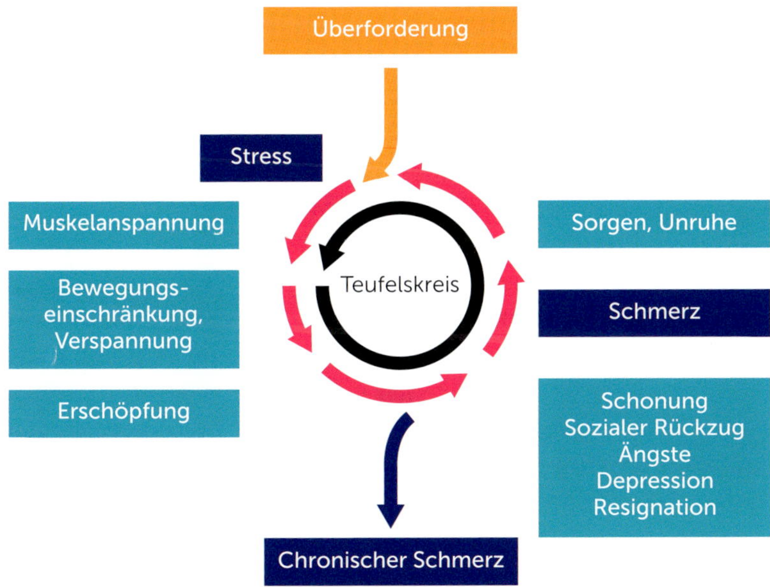

Abb. 4 Chronischer Schmerz kann nicht mehr auf einen akuten Auslöser zurückgeführt werden. Er ist aufgrund eines überlasteten Nervensystems entstanden und beharrt als Teufelskreis.

deren Fehldeutung im Gehirn. Jetzt wird es richtig „abgefahren“: In deinem Gehirn befindet sich ein Bewertungszentrum, dass deine Emotionen verarbeitet. In der Medizin wird dieses Zentrum „Amygdala“ genannt. Die Amygdala kann durch überschießende Reizinformationen aufgrund eines überlasteten Nervensystems ebenfalls fehlgesteuert werden. Wenn die Amygdala gereizt wird, empfindest du Belastungen viel sensibler und ängstlicher. So entsteht die bei Rückenschmerzen häufig anzutreffende Belastungsangst, die einen maßgeblichen Teil des chronischen Schmerzsyndroms [Abb. 4, S. 29] ausmacht.

Beispiel

Du bist seit langer Zeit einer hohen, allgemeinen Belastung ausgesetzt. Diese entstand aus deiner beruflichen Situation, die dich stark fordert, weil du ein hohes und vielleicht langweiliges Arbeitspensum ableisten musst. Du bist mental erschöpft, müde und suchst eigentlich eine Veränderung. Zusätzlich bist du verpflichtet, für deine Familie zu sorgen. Deine Kinder und dein Partner sehen dich als Stütze, der sie unentwegt eigene Anliegen und Probleme anvertrauen können. Du merkst, dass dir dein Ausgleich fehlt. Seit Monaten hast du dich nicht mehr unbekümmert entspannen können. Durchgeschlafen hast du ebenfalls seit Wochen nicht. Über einige Wochen hinweg empfindest du unentwegt Rückenschmerzen im Bereich deiner unteren Wirbelsäule. Du gingst in deiner Mittagspause zum Arzt, später zum Physiotherapeuten – die Beschwerden nahmen kurzzeitig ab, aber nicht vollständig. Du machst dir Sorgen und denkst dir, du bist vielleicht gefährlich krank oder verletzt. Weitere Wochen vergehen. Der Stress und die Aufgaben, die du alle glaubst, bewältigen zu müssen, werden nicht weniger – im Gegenteil. Deine sportlichen Aktivitäten sind auf null gesunken. Mal abgesehen davon, dass du gar keine Zeit zu haben glaubst, kannst du gar keinen Sport machen, weil deine Rückenschmerzen dich ständig plagen. Falls du dich wiederfindest, vertraue uns und finde Lösungen für deine Beschwerden im Abschnitt „Schmerz und Verhalten“ [S. 44] und im Praxisteil „Das Verhaltensprogramm“ [S. 111].

Schmerz ist lernbar

Wer kennt es nicht? Du sitzt bei der Arbeit im Büro, ständig klingelt das Telefon, dein Chef verlangt von dir Überstunden. Alles kein Problem, du schaffst bisher alles und hältst super durch (King 2007)! Doch nach einiger Zeit weißt du nicht mehr, wie du die ständig neu eintreffenden Aufgaben umsetzen sollst und kommst erschöpft nach Hause. Doch bevor du jetzt Zeit für dich nutzen und vielleicht deinem wöchentlichen Sportprogramm nachgehen kannst, melden sich die häuslichen Pflichten. Dein Nervensystem läutet Alarm! Deine Rezeptoren sind überlastet, die verschiedenen und unterschiedlichen Reize aus deiner Umgebung aufzunehmen, weiterzuleiten und im Gehirn zu verarbeiten. Das Verarbeitungszentrum für Emotionen in deinem Gehirn, die „Amygdala“, ist aufgrund der Vielzahl an einströmenden Informationen durch den intensiven Alltag ebenfalls überlastet. Dementsprechend zeigen sich die Reaktionen. Du entwickelst Stress! Dein Nervensystem reagiert mit einer konstanten Anspannung deiner Muskulatur und du wirst zunehmend gereizter und reagierst sensibler. Eine Lösung rückt in weite Ferne, um die auf dich eintreffenden Reize zu verarbeiten und zu regenerieren. Am nächsten Tag bei der Arbeit klingelt wieder das Telefon, während du mit drei weiteren, zu erledigenden Aufgaben beauftragt wurdest. Die Folge: Dein Nervensystem arbeitet mittlerweile so empfindlich, dass deine Amygdala das Läuten des Telefons als Problem kennzeichnet und du emotional geladen reagierst. Beim anschließenden Nachhauseweg gehst du einkaufen, hebst eine Getränkekiste in den Kofferraum deines Fahrzeugs und verspürst einen ziehenden Schmerz im unteren Rücken. Du bekommst Angst. Zwanghaft versuchst du abzuschalten und beginnst deinen Alltag am nächsten Morgen von Neuem, nachdem du erneut schlecht geschlafen hast. Du denkst dir: „Heute darf ich mich nicht mehr körperlich anstrengen, sonst ist bald mein Rücken kaputt und ich brauche unbedingt einen Arzttermin!" Nun stellt man sich diese Situation über einen Zeitraum von Monaten, gar Jahren vor. Das Ergebnis: Das Nervensystem, die Software des Körpers, wird mehr und mehr überlastet. Irgendwann bleibt es nicht mehr bei einer einmaligen Überreaktion aufgrund eines nervenden Reizes, wie dem des Telefonklingelns, sondern im Sinne einer ständig anhaltenden Schmerzempfindung (May et al. 2018). Dein Nervensystem und dein Gehirn lernen, den Schmerz zu speichern. Dabei sind dann lange nicht mehr das Heben der schweren Getränkekiste und die kurze, muskuläre Überlastungsreaktion die Ursache, sondern dein Schmerz an sich wird zum Problem und zwar unabhängig – es gibt keinen körperlichen Auslöser mehr dafür. Der Kern deines Schmerzsyndroms liegt in deinem Nervensystem und in deinem Gehirn. Aber auch für diese Situation gibt es Lösungen [➦ „Das Verhaltensprogramm" S. 111]. Die beste Lösung allerdings ist immer, solche Situationen gar nicht erst entstehen zu lassen.

Angst vor Belastung

Eine langsame und kontinuierliche Überlastung deines Nervensystems führt zu einer Verarbeitungsstörung. Deine körperlichen Reaktionen, deine Empfindung und Verarbeitung von Reizen verlaufen dadurch fehlerhaft [➦ vgl. S. 23]. Gerade der untere Rücken ist in deinem Alltag, z. B. durch langes Sitzen oder durch Belastungen durch schweres Heben, nahezu ständig und stark belastet. Jedes Mal, wenn du etwas hebst, dich bückst, etwas trägst oder längere Zeit sitzt, ist deine Wirbelsäule maßgeblich involviert. Hinzu kommt die Entwicklung vom Vierbeiner zum Zweibeiner, die dir ebenfalls noch in den Knochen sitzt. Darum, so wirst du dir denken, stellt dein Rücken auch einen Brennpunkt für Schmerzreaktionen durch Überlastung dar. Was du aber nicht vergessen darfst ist, dass dein Rücken grundsätzlich viel leistungsfähiger ist, als du dir manchmal vorstellst. Gerade wenn er schmerzt, fällt dies zu glauben oft schwer. Das ist genau der Zündstoff für einen Teil deiner Belastungsangst.

Verstärkt werden solche Prozesse durch „Erfahrungen". Deine negativen Erfahrungen summieren sich und werden von deinem Gehirn verarbeitet [➦„Chronischer, langanhaltender Schmerz" S. 28]. Das Steuerungszentrum für Emotionen (Amygdala) veranlasst nun Reaktionen aufgrund deiner Wahrnehmung. Du empfindest Angst. Diese entsteht genau dann, wenn du vor einer Belastung stehst, die mit deinen negativen Erfahrungen zusammenhängt. Hinzu kommen negative Vorahnungen, die dein Nervensystem ebenfalls sensibilisieren und reizbarer machen. Wenn du dir vorstellst, eine bestimmte Bewegung oder Funktion würde dir schaden, leitet deine Amygdala ebenfalls Sicherheitsmaßnahmen ein, die du in Form deiner Angst oder Befürchtungen wahrnimmst. Somit wirst du die Bewegungen, Funktionen oder Belastungen vermeiden.

⊘ Beispiel

Dein Arzt, dein Physiotherapeut und deine Freunde meinen, dass das Heben einer Einkaufstasche deinem Rücken schadet. Nachdem du sowieso schon über längere Zeit an Stress und Rückenschmerzen leidest, nimmst du die Äußerungen dieser Personen aus deinem Umfeld an. Das Resultat: Belastungsangst und ein vermindertes Selbstvertrauen in Bezug auf deine Fähigkeiten (Kraft, Koordination, Beweglichkeit).

Der hier angesprochene und ursächliche Stress, die negativen Erfahrungen, der mangelnde Ausgleich wie Sport, die negative Vorahnung und vor allem die Angst vor körperlichen Schäden führen zum gleichen Ergebnis, denn sobald die Einflüsse das Nervensystem so zu reizen beginnen, dass sie dieses überlasten, wird das Nervensystem sensibilisiert. Eine solche Entwicklung sorgt für eine größere Schmerzwahrnehmung. Die Reize dafür können für jeden Menschen unterschiedlich sein. So reagierst du vielleicht mit einer gesunden Entspannung auf Musik einer bestimmten Art, während dein Freund diese als aufreibend und stressend empfindet. Der Genuss bzw. Stress durch das Anhören von Opernarien kann dafür als Beispiel dienen.

Warnzeichen

Schmerz ist ein Gefahrenzeichen – „wenn" er akut ist! Die Interpretation von Schmerz ist sehr komplex. Doch stark vereinfacht lässt sich die Frage, wann Schmerz Gefahr signalisiert, so beantworten: dann, wenn der Bezug zur Schädigung direkt nachweisbar ist. Dein Schmerz weist demnach nur in den ersten Momenten einer Schädigung auf eine Gefahr hin (Downie et al. 2013, Ossipov et al. 2010), z. B. nach einem Schnitt in den Finger beim Brotschneiden oder bei einer muskulären Überlastung nach dem Heben eines schweren Gegenstands. Natürlich empfindest du manchmal auch dann Schmerzen, wenn der Auslöser schon vorbei ist. Die Schädigung, weswegen dein Schmerz als Zeichen für Gefahr einzustufen ist, kann allerdings länger bestehen. Wenn du z. B. einen Muskelfaserriss erlitten hast, wirst du bei entsprechender Muskelbelastung solange Schmerz wahrnehmen, bis diese Verletzung geheilt ist [➦„Die Heilungsphasen – ein ‚Naturgesetz'" S. 40]. In diesem Fall ist es wichtig, den Schmerz als Zeichen, dass die Verletzung noch nicht vollständig abgeheilt ist, zu respektieren und Geduld zu haben.

Dabei ist dein Schmerz an sich nie gefährlich im Sinne von gefahrauslösend – es handelt sich beim (sub-)akuten Schmerz „lediglich" um eine individuelle Empfindung, die dich vor weiteren Verletzungen schützen soll. Bei chronischem Schmerz erfüllt Schmerz keine Warn- und Schutzfunktion, da das Gewebe nicht verletzt ist. Das zu bedenken und zu beachten ist sehr wichtig, weil es ansonsten ganz leicht zu den bereits beschriebenen, angstbedingten Einschränkungen kommt. Auch die Entwicklung der Beschwerden, die vom Umgang mit den Schmerzen entstehen, ist von der Interpretation der Schmerzen abhängig.

Die Schädigung, auf welche dein Schmerz hinweist, kann gefährlich sein. Um dies besser deuten zu können, spricht man bei einer gefährlichen, körperlichen Schädigung, die durch Schmerz ersichtlich wird, von einer hohen Schmerzintensität. Diese ist z. B. mit der visuellen Analogskala (VAS) messbar, die eine Schmerzintensität zwischen 0–10 abbildet (Bijur et al. 2001). Je höher der Schmerz, desto wahrscheinlicher ist eine Gefahr, die damit in Verbindung steht. Daher stellt eine Zahl (Intensität) von Schmerz auf der VAS von mindestens 8 ein Gefahrenzeichen dar [➦VAS-Skala S. 61]. Dann musst du umgehend einen Arzt aufsuchen! Wenn dabei festgestellt wird, dass ein körperlicher Schaden vorliegt, hat die Funktion des Schmerzes als Warnung funktioniert (z. B. akute Nervenwurzelkompression = Bandscheibenvorfall).

Eine ärztliche Untersuchung ist dann notwendig, wenn folgende Gefahrenzeichen auf dein Rückenproblem zutreffen [👁 Tab. 1, S. 36].

Hinweis

Die Gefahrenzeichen sollen dir keine Sorgen oder Angst vor ernsthaften Erkrankungen oder Verletzungen bereiten, vielmehr soll dich die ärztliche Abklärung lediglich absichern.

Gefahrenzeichen	Nein	Ja
Schmerzen über VAS 8 (subjektive Schmerzintensität)		
Neurologische Ausfälle (Gefühlsstörung wie z. B. Taubheit, Brennen, Ameisenlaufen oder ausstrahlende Schmerzen bis in den Bereich deiner Beiner oder Füße, plötzlicher Kraftverlust bei einer Aktion, z. B. beim Aufstehen, Laufen oder Treppensteigen)		
Blasen- und Mastdarmstörungen (unkontrolliertes Wasserlassen oder Stuhlgang)		
Kraftverlust der Beine oder Füße bis hin zu Lähmungen		
Nächtlicher Schmerz oder starke Schmerzen in Ruhe, ggf. Fieber oder Schüttelfrost		
Schmerzen nach einem Trauma, z. B. einem Sturz		

Tab. 1 Gefahrenzeichen, bei denen eine ärztliche Untersuchung notwendig ist. Wenn du eine dieser Fragen mit „Ja" beantwortest, musst du deinen Arzt aufsuchen und eine aufwendigere Untersuchung durchlaufen, wie z. B. Röntgen oder Computertomografie usw.

Reparaturmechanismen des Körpers

Wundheilung

Du fragst dich, wann eine Verletzung oder eine Schädigung des Körpergewebes (Knochen, Muskeln, Bänder, Sehnen, Nerven, Haut usw.) wieder vollständig „repariert" ist? Ganz einfach: Wenn die „Wundheilungsphasen" abgeschlossen sind! Hierbei handelt es sich um einen komplexen, biochemischen Prozess im Bereich des verletzten Gewebes (Piotek & Toutenhahn 2006).

Einige Wundheilungsphasen verlaufen immer nach demselben Muster, wie z. B. die akuten Reparationsprozesse. Dabei kommt es zu einer Verengung der Blutgefäße, die den Blutfluss stören und ihn hemmen. Die nachfolgende Freisetzung von Botenstoffen erwirken dann die klassischen Merkmale einer Verletzung (Wärme, Rötung, Schwellung und Schmerz). Dieser Prozess bezieht sich auf deine „körperlichen" Strukturen (Muskeln, Sehnen, Bänder usw.).

Neurale Schmerzverarbeitung

Die Regeneration von Störungen deines Nervensystems dauert meistens weitaus länger. Im Grunde genommen kannst du dir vorstellen, dass die neuronale Schmerzverarbeitung der körperlichen Regeneration hinterherhinkt. Du verspürst also noch Schmerz, selbst wenn das Gewebe verheilt ist. Als Bild kannst du dir vorstellen, dass der Schmerz in deinem Nervensystem „hängen geblieben" ist wie ein nicht richtig ausgespültes Waschmittel in einem Wäschestück.

So bedarf es oft vieler Monate, bis es dir im Falle des chronischen Rückenschmerzes gelingt, deine Wahrnehmungs-, Interpretations- und Verarbeitungsfähigkeit von Reizen (Schmerz) zu normalisieren (Greenwald & Sharfitz 2018). Ein Beispiel ist das Normalisieren und Reduzieren der Angst vor Bewegungen, wie z. B. dem schweren Heben. Die „Reparatur" des hier zugrundeliegenden Verhaltens oder eben des Umgangs mit Schmerz, Funktion und Belastung ist dann der entscheidende Lösungsweg [➦ „Schmerz und Verhalten" S. 44].

Regeneration

Die Möglichkeiten, die Regeneration deiner Rückenbeschwerden zu beschleunigen, können unterschiedlich sein. Wichtig ist die richtige Zuordnung. So eignen sich beispielsweise lockere Aktivitäten, wie Spazierengehen, Radfahren, Schwimmen oder Stretching, zur Regeneration nach muskulären Überlastungen, wie sie z. B. der Muskelkater darstellt (Lewis et al. 2012). Regenerationsmaßnahmen aufgrund von Überlastungserscheinungen, die keinen der im Vorfeld erwähnten „Warnsignalen" entsprechen, sind sehr individuell zu betrachten. Zur bestmöglichen Vermeidung und Umgang mit Überlastungserscheinungen ist die Belastungs- und Entspannungsplanung unumgänglich. Du solltest z. B. im Falle einer Überlastungserscheinung wie beim Muskelkater solange keine weiteren intensiven Belastungen durchführen, bis die Überlastung weitestgehend abgeklungen ist [➦ „Das Funktionsprogramm" S. 87]. Nur weil z. B. dein Bekannter gut auf Stretching reagiert, muss dies nicht bei dir der Fall sein (Lewis et al. 2012).

Allgemein kannst du davon ausgehen, dass je schwerer die Verletzung, also die Schädigung deines Körpers, ist und je eher ein Gefahrenzeichen auf dein Beschwerdebild zutrifft, desto komplexer ist die Regeneration zu erwarten. Dies bedeutet keinesfalls, dass du eine schwerwiegende Erkrankung oder dergleichen durchmachst, nur weil du besondere Anzeichen verspürst, wie z. B. Jucken, eine gewisse Steifigkeit oder auch Schmerz.

Hinweis

Um besser eine mögliche Schädigung deines Körpers einschätzen zu können, hilft es dir, an den oder die Auslöser deiner Symptome zu denken. Sind diese vorhanden, z. B. ein Unfall, ein Sturz, eine Quetschung? Wenn ein direkter Auslöser, wie ein Sturz auf den Rücken, zu schweres Heben oder etwas Ähnliches, mit deinen Schmerzen in Verbindung steht, leidest du an einer Strukturschädigung wie z. B. an einer Muskelüberlastung oder -zerrung. In diesem Fall wäre es sinnvoll, die betroffenen Strukturen durch leichte Bewegungsformen wie Spazierengehen, Radfahren, Schwimmen oder Stretching auch regenerativ zu behandeln oder die entsprechende Überlastung wie einen Muskelkater einfach ausklingen zu lassen.

In unserer täglichen Praxis fällt uns auf, dass unsere Patienten oft nicht richtig einschätzen können, welche Regenerationsmechanismen für sie in ihrer jeweiligen Situation sinnvoll sind. Ein häufiges Beispiel ist dabei die allgemeine Überlastung. Diese entsteht nicht durch eine einmalige körperliche Überlastung, sondern durch die Erschöpfung des gesamten Organismus. Demnach eignen sich zur Therapie an dieser Stelle auch keine spezifischen Behandlungstechniken an der Muskulatur wie z. B. Massagen. Nicht die Muskulatur ist überlastet, sondern das Nervensystem. So einfach und ernüchternd es nun klingen mag, aber hier zählt das Belastungsmanagement als der wichtigste Therapieansatz. So zeigt meistens allein die Verbesserung der Schlafsituation enorme Effekte. Der Schlaf und die Entspannung gehören zu den notwendigsten Maßnahmen im Rahmen der Regeneration und im Belastungsmanagement (Vyazovskiy 2015). Bei psychischen Überlastungen, wie sie z. B. durch Stress ausgelöst werden, sind entspannungsfördernde Methoden sehr effektiv [Abb. 5].

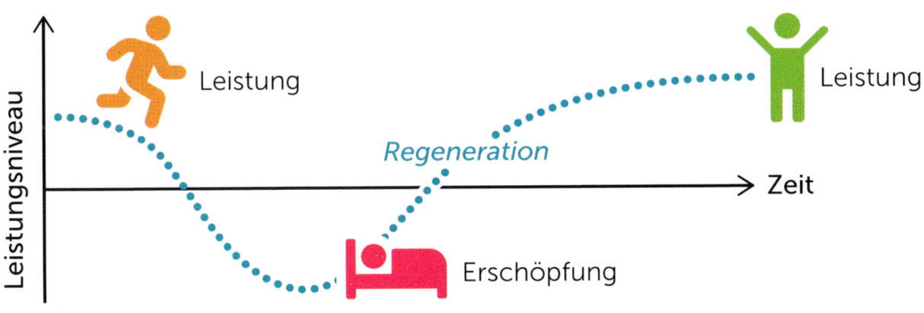

Abb. 5 Regeneration durch Entspannung und Pausen.

Beachte

Es ist zu erwarten, dass Heilungsphasen unterschiedlich lange dauern. Oftmals ist es keine rein körperliche Verletzung, die regenerieren muss. Häufig ist es so, dass deine Belastungssituation die Ursache der Beschwerden ist und diese einer gezielten Regeneration bedarf [„Schmerz und Verhalten" S. 44].

Die Heilungsphasen – ein „Naturgesetz"

Die Heilungsphasen werden in drei große Abschnitte eingeteilt, die fließend ineinander übergehen. Ausgangspunkt ist die Schädigung eines Körperteils, die dann in direktem Bezug zur Schmerzempfindung steht (Piotek & Toutenhahn 2006). Indirekt können länger andauernde Schmerzempfindungen und die dementsprechende Belastbarkeit auch mit den Heilungsphasen zusammenhängen. Erstere sind nicht „immer" einer Verarbeitungsstörung des Nervensystems zuzuordnen. So können sich Belastungen des Rückens noch Wochen oder Monate nach einer Strukturverletzung (z. B. Muskelüberlastung oder Bandscheibenvorfall) als Folge einer noch nicht abgeschlossenen Heilung ebenfalls als schmerzhaft erweisen. Hier gilt es, die Dauer der Heilungsphase und damit die benötigte Zeit für die Strukturregeneration zu respektieren.

Die drei Heilungsphasen sind:

1. **Ruhephase (Latenzphase)**: Sie erstreckt sich über einen Zeitraum bis zum vierten Tag nach dem schädigenden Ereignis (z. B. Unfall, Operation)
2. **Bildungsphase (Proliferationsphase)**: Sie beginnt ab dem vierten und verläuft bis zum 14. Tag nach dem auslösenden Ereignis
3. **Reparationsphase**: Sie beginnt etwa eine Woche nach der Verletzung und verläuft je nach geschädigtem Gewebetyp und Ausmaß der Wunde über einen Zeitraum von 3 Wochen bis hin zu vielen Monaten

Wundheilungsphasen am Beispiel „Bandscheibenvorfall"

Doch was bedeuten Wundheilungsphasen konkret? Die Abb. 6 zeigt am Beispiel der Volksproblematik „Bandscheibenvorfall" den Wundheilungsverlauf.

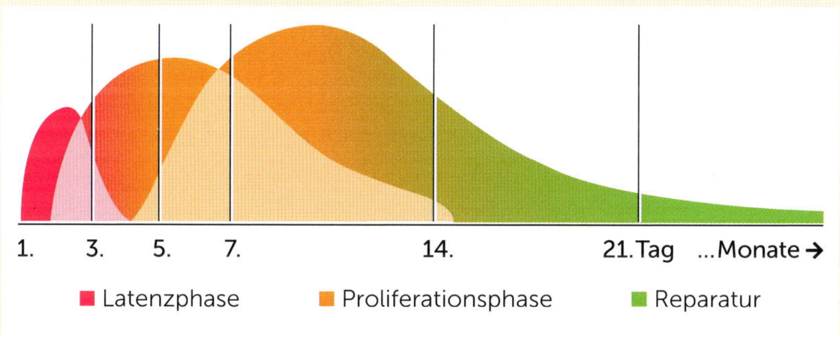

Abb. 6 Die drei sich überlappenden Phasen des Heilungsprozesses im Zeitablauf beim Bandscheibenvorfall.

Ein **Bandscheibenvorfall** kann unterschiedliche Ursachen haben. Wir betrachten den Auslöser auf der körperlichen Ebene: Ein Teil deiner Bandscheibenmasse bedrängt das Nervengewebe, das im Bereich der Bandscheibe und des Wirbelsegments vorzufinden ist. Die so entstandene Irritation (Bedrängung) deiner Nervenwurzel entspricht dem Vorfall und damit der schmerzhaften Problematik. Diese verstärkt oder verringert sich meistens mit deiner Bewegung. Bewegst du deinen Rücken z. B. nach hinten, verursachst du damit entweder eine Ent- oder eine Belastung – je nachdem, wo die Kompression deiner Nervenwurzel genau stattfindet. Deine Beschwerden können je nach Schweregrad mit neurologischen Störungen einhergehen, wie z. B. einem Taubheitsgefühl in den Beinen, Muskelschwächen usw. [➦ „Warnzeichen" S. 34].

1. **Ruhephase (Latenzphase):** In der Akutphase eines Bandscheibenvorfalls ist die Schmerz- und Beschwerdeintensität am höchsten. Dir würden sämtliche Alltagsbelastungen zur Qual werden und dir bleibt kaum etwas anderes übrig, als die Auslöser (Bewegungen, Belastungen) dafür zu vermeiden. Diese sind dabei sehr individuell. Nicht jede Bewegung würde bei dir und jemand anderem für die gleichen Reaktionen sorgen. Die Resultate sind aber ähnlich: meistens ein brennender, ausstrahlender Schmerz im Verlauf der Beine, der mit einem Taubheitsgefühl verbunden ist. Die Schmerzen entstehen deswegen, weil dein Körper beginnt, sich zu regenerieren. Er schützt das verletzte Gewebe und leitet Regenerationsprozesse ein, wie z. B. die Reparatur der Verletzung oder die Reduktion der Entzündung. Dafür greift er auf das Schließen von verletztem Zellgewebe durch Granulat (körpereigenes Verdickungsmittel) zurück. Zudem verhindert er die weitere Verstärkung von Entzündungsprozessen. Diese Vorgänge werden immer wieder unterbrochen, wenn es zu einer Reizung der betroffenen Strukturen kommt. Daher reagiert das Nervensystem mit intensivem Schmerz.
2. **Bildungsphase (Proliferationsphase):** Nach der Akutphase intensiviert der Körper über komplexe biochemische Prozesse die Bildung von neuem Bindegewebe, das für die Vernarbung der verletzten Strukturen sorgt. Wachstumsfaktoren (Zytokine) werden aktiviert. Die Widerstandsfähigkeit wird verstärkt und die Schmerzen nehmen zunehmend ab, wobei die Belastbarkeit wieder ansteigt. Die Entzündungen gehen zurück, bis sie vollständig abgeklungen sind. Auch deine Schmerzen würden jetzt stark nachlassen, wobei du noch lange nicht an deiner vollen Belastbarkeit angelangt wärst.
3. **Reparationsphase:** In der weiteren Regeneration wird festes Bindegewebe (Kollagenfasern) gebildet. Danach passen sich die neu gebildeten Fasern an die einwirkende Belastung an,

z. B. weitläufige Bewegungen, höhere Krafteinwirkungen. Sie werden durch die einwirkende Belastung „trainiert" und gleichen immer mehr dem ursprünglichen, nicht verletzten Gewebe. Du würdest in dieser Phase immer weniger Schmerzen wahrnehmen und deine alltägliche Belastbarkeit stufenweise normalisieren können.

Aus den geschilderten Zusammenhängen bei den Heilungsphasen eines Bandscheibenvorfalls wird klar, dass es stets notwendig ist, die Phasen des Heilungsprozesses zu respektieren. Bei den Heilungsphasen handelt es sich um eine Art Naturgesetz, ähnlich den Gesetzen zur Schwerkraft. Wenn du Letztere missachtest, weil du von einer Brücke fällst, wirst du die negative Reaktion nicht vermeiden können. Du kannst sie nicht umgehen und das gilt auch für den Ablauf des Heilungsprozesses!

Glücklicherweise sind Verletzungen des Rückens und der Wirbelsäule, wie der Bandscheibenvorfall, eher selten anzutreffen.

⚠ Merke und beachte!

Wir können die physiologischen und notwendigen Prozesse der Heilung nicht überspringen, sondern nur angenehmer gestalten. Das Ziel sollte sein, solche Verletzungen wie beispielsweise einen Bandscheibenvorfall in Zukunft zu vermeiden, indem wir unseren Rücken auf die Belastungen im Alltag vorbereiten.

Heilungsphasen besser verstehen

Gerade die letzte Phase (Reparationsphase) kann je nach verletzter Struktur unterschiedlich lange dauern. Leichte Verletzungen wie z. B. ein Muskelkater heilen binnen weniger Tage aus, während ein gebrochener Knochen in der Regel 4–6 Wochen Heilungszeit benötigt. Am langwierigsten verlaufen Nervenverletzungen. Hier kann sich je nach Verletzungsausmaß die Heilungszeit auf mehrere Jahre erstrecken. Diese Verletzungen sind im Zusammenhang mit dem Rücken sehr selten (Downie et al. 2013).

Neben den Zeitfenstern ist für die Einteilung in akuten, subakuten und chronischen Schmerz entscheidend, ob er durch die Verletzung erklärt werden kann. Die Tab. 2 ist ein Orientierungsrahmen und zeigt typische Lokalisationen und Heilungszeiten, wobei im Einzelfall leichte Abweichungen bestehen können.

Schmerzart	Lokalisation	Heilungszeit (Tage)
Akut	Struktur (Muskeln, Knochen, Nervenwurzel usw.)	1–10
Subakut	Eher situativ: langanhaltende Strukturschädigung (Nervenwurzel, Knochen, Muskulatur usw.) oder eher dauerhaft: beginnende Überlastung des Nervensystems	< 90
Chronisch	(Periphere) Nerven, Gehirn, Rückenmark	> 90

Tab. 2 Zusammenhang zwischen Schmerzart, typischen Lokalisationen und Heilungszeiten..

Schmerz und Verhalten

Unser „Verhalten" ermöglicht es uns als leistungsfähigstes Instrument, die Bewältigung von körperlichem Leiden und Schmerzen zu verbessern und sogar zu verhindern. Auch wenn dies erstmal verwirrend klingen mag – im Sinne von „Was hat denn meine Psyche mit meinem körperlichen Schmerz gemeinsam?". Wir wissen dies, weil der Fokus in diesem Buch nach dem wissenschaftlich geprüften „Goldstandard", d. h. der besten funktionierenden Methode, ausgerichtet ist (Elbers et al. 2018).

Der Zusammenhang zwischen unserer mentalen Verarbeitung von Reizen und Informationen aus der Umwelt und der darauffolgenden körperlichen Reaktion ist für die Therapie unserer entsprechenden Beschwerden elementar (Stenner et al. 2015). Jeder von uns erfährt im Laufe seines Lebens mehr oder weniger intensive Reize (Einflüsse), die positiv wie negativ sein können. So wirken auf uns beispielsweise das Gefühl, die Interpretation und die Erfahrung von Motivation durch eine vertrauenserwirkende Quelle, wie sie z. B. ein „Erfolg" darstellt, leistungsfördernd (Turner & Patrick 2008). Dagegen empfinden wir eine Erkrankung oder auch die häufige Konfrontation mit monotonen, langanhaltenden, überschwelligen Reizen (Stress) als leistungs- und belastungslimitierend. Man könnte auch von „energieraubend" und „erschöpfend" sprechen.

Je länger unser Körper einem negativen Reiz (z. B. Stress, Angst, Sorge, Wut oder Nervosität) ausgesetzt ist, desto stärker wird das Nervensystem belastet. Dieser Prozess ist auch die Hauptursache für langanhaltende Schmerzen. Reize, die bei einmaligem Eintreffen als nahezu „lächerlich" eingestuft werden können, wie etwa das schrille Klingeln eines Telefons, potenzieren sich nach dutzendfachem Eintreffen zu einer „kaum mehr aushaltbar" definierten Qual. Als Folge reagiert unser Organismus immer sensibler (Yaribeygi et al. 2017). Was noch viel schlimmer ist, lässt sich anhand der längerfristigen Folgen solcher Zustände zeigen. Durch sie entwickeln wir „negative Vorahnungen", welche dann dazu führen, dass sich die auslösenden Faktoren für die „unangemessene" Reaktion noch stärker aufbauen und sich das Schmerzverhalten langfristig nicht schmerzmindernd, sondern schmerzsteigernd entwickelt (Yaribeygi et al. 2017).

Der real empfundene, anhaltende Schmerz verleitet auch aufgrund unseres gemeinhin akzeptierten Schmerzverständnisses sehr leicht zu der falschen Annahme, dass Rückenschmerzen immer mit rein körperlichen Schäden verknüpft sind wie z. B. mit Bandscheibenvorfällen, eingeklemmten Nerven, blockierten Wirbelgelenken, massiven muskulären Verspannungen oder Blockaden des Kreuzdarmbeingelenks (ISG). Die Angst vor solchen angenommenen Verletzungen lässt dann nicht lange auf sich warten. Doch diese angenommenen Schäden sind meistens gar nicht zutreffend. Um dies auszuschließen, sind Ärzte und Physiotherapeuten verpflichtet, auf diese Gefahrenzeichen hin zu untersuchen und zu reagieren, wenn sie erkannt werden.

Eine auf den zweiten Blick ermutigende Nachricht

Unser Lebensstil, unsere Erfahrungen, negative Reize aus der Umgebung wie z. B. Stress und die Folgen daraus, wie etwa Schlafmangel, zu wenig Bewegung, eine erhöhte neurologische Sensibilität und zunehmende Befürchtungen, lassen uns schnell vermuten, dass unser Schmerz durch eine körperliche Schädigung verursacht wird. Aber: Die wenigsten Rückenschmerzen sind mit körperlichen Schäden verbunden (weniger als 10 %), die allermeisten dagegen mit ungünstigen Verarbeitungs- und Managementsituationen (über 90 %) (Leerar et al. 2007). All diese Erkenntnisse müssen in der Therapie von schmerzhaften Rückenbeschwerden beachtet werden.

Das optimale Verhalten im Umgang mit Rückenbeschwerden

Neben der körperlichen Beschaffenheit des Rückens und den entsprechenden Gefahrenzeichen wurden in den vorhergehenden Abschnitten auch das Nervensystem und die Psyche beachtet. Dabei hast du bereits einige Mythen und Risiken hinsichtlich der Regeneration deiner Rückenbeschwerden kennengelernt. Aber damit nicht genug, denn was nützt dir die reine Information über ungünstige Prozesse und Methoden? Die Antwort soll lauten:

> *„Andere können dir zwar den Weg zeigen, aber lösen kannst du deine Rückenbeschwerden nur selbst."*

Damit liegt die Überleitung zum „optimalen" Verhalten auf der Hand. Ohne den richtigen Umgang, d. h. eine Änderung oder eine Ergänzung des bisher als „richtig" angenommenen Verhaltens, wirst du deine Schmerzbefreiung nur sehr mühsam erreichen, wenn überhaupt. Je nach Einteilung deiner Rückenschmerzen in akut, subakut oder chronisch verändert sich auch der Anspruch an dein Verhalten – dein Rückenmanagement. Es steht an, das aktuelle Verhalten zu reflektieren und Änderungen auf den Weg zu bringen.

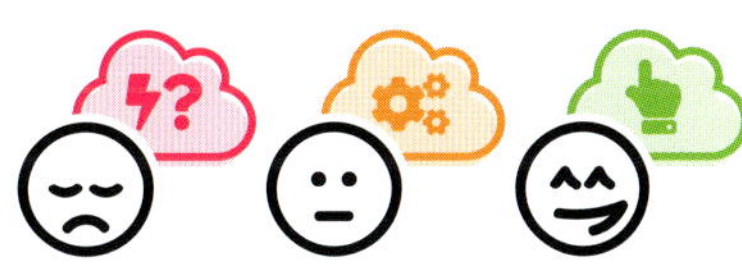

Was ist zu tun?

Sofern du an akuten oder subakuten Rückenbeschwerden leidest, sollte dein Handeln vor allem darauf ausgerichtet sein, den Übergang in die langandauernde, chronische Schmerzentwicklung zu vermeiden. Dazu sind die nachfolgenden Empfehlungen hilfreich. Wenn du bereits längere Zeit an Rückenschmerzen leidest, eignen sich die Empfehlungen, um das eigene Verhalten zu verändern bzw. zu optimieren:

- → **Verbessere dein Verständnis von Rückenbeschwerden** durch seriöse Informationen (Elbers et al. 2018, Owen et al. 2020), z. B. gehen die allermeisten Rückenbeschwerden nicht mit körperlichen Schäden einher und Wirbel können nicht ausrenken.
- → **Vermeide übermäßige Sorgen** wie Angst vor Bewegungen. Sorgen und Ängste werden durch die innere Neigung zum „Dra-

matisieren" verstärkt (Wertli et al. 2014, Greenwald & Shafritz 2018). Daher empfiehlt es sich, die eigene Einstellung zu hinterfragen und sich um den Abbau von katastrophisierenden Gedanken zugunsten von Selbstvertrauen und -wirksamkeit zu bemühen.

→ **Vermeide Überbelastung**, z. B. durch Stress oder körperliche Überbelastung (beruflich, familiär, freizeitbezogen usw.), mithilfe von Entspannungstechniken (Shariat et al. 2019).

→ **Verbessere deine körperliche Belastbarkeit**, z. B. Regenerationsfähigkeit, Stoffwechselsituation, Kraft, Ansteuerung und Wahrnehmung von Bewegungen, stufenweise mithilfe von entsprechendem Training (Owen et al. 2020).

→ **Strukturiere deine wichtigen alltäglichen Aufgaben und deinen Tagesablauf** durch gezielte Wahrnehmung und Reflexion, z. B. durch das Einplanen von genügend Regenerationszeit, Bewegung und Schlaf (Grabovac & Dorner 2019).

→ **Vermeide bzw. ersetze rein körperliche und kurzweilige Therapiemaßnahmen**, wie Massagen, Schmerzmittel oder die Mobilisation der Wirbelgelenke, durch weitreichendere Methoden wie ein stufenweises Training zur Belastbarkeitssteigerung oder regelmäßige Entspannungsübungen. (Grabovac & Dorner 2019).

Genauere Informationen zur Umsetzung von Maßnahmen, die dein Verhalten im Zusammenhang mit deinen Rückenbeschwerden betreffen, findest du im Praxisteil und dort im Kapitel „Das Verhaltensprogramm" [➦ S. 111].

Lebensführung

Aus den Empfehlungen des vorhergehenden Abschnitts ist ersichtlich, dass es sich bei der Selbstbehandlung deiner Rückenschmerzen um mehr als die bloße Ausführung von Trainingseinheiten handelt. Es geht um nicht weniger als darum, deine Lebensführung zu verändern! Aber du kannst darauf vertrauen, dass die im Praxisteil vorgestellten Programme dich zuverlässig und einfach umsetzbar zu einem gestärkten und belastbaren Rücken führen werden. Das macht diesen praktischen Leitfaden für dich so wertvoll.

Die Programme nehmen die Schwerpunkte Rückenschmerz, Funktionalität des Rückens und Verhalten auf. Gelingt es dir, diese zu verinnerlichen und die entsprechenden Maßnahmen dazu erfolgreich umzusetzen, steigt die Qualität deiner Lebensführung deutlich an. Du wirst einen Zugewinn an Vitalität und Lebensfreude erleben.

Damit die drei Schwerpunkte zur Selbstbehandlung deines Rückens so perfekt wie möglich funktionieren, sind hier noch einige „Begleitumstände" zusammengestellt, die es zu beherzigen gilt und von denen einige dir sicherlich bereits bekannt sind:

- **Regelmäßige und zielgerichtete Aktivität:** Führe deine Aktivitäten lieber häufiger und mit geringer bis moderater Intensität durch als selten, übermotiviert und hart. Dafür eignen sich z. B. Spaziergänge am Morgen und/oder Abend, lockere Übungen, wie sie in diesem Buch beschrieben sind, oder aktive Freizeitbeschäftigungen mit Freunden (Grabovac & Dorner 2019). Die Gesundheit deines Rückens ist dein Ziel, nicht dein Muskelwachstum oder Ähnliches.
- **Entspannung und Regeneration:** Du kannst nur belastbar sein, wenn du dir Pausen zur Erholung gönnst und regelmäßig entspannst! Das gilt auch für deinen Rücken. Finde das richtige Gleichgewicht zwischen Belastung und Entlastung im Alltag. Dies bezieht sich vor allem auf die Situation im Berufsleben,

aber auch auf das Familienleben oder den Sport. Entspannungstechniken und regelmäßiger, ausreichender Schlaf über mindestens 7 Stunden pro Tag helfen (Vyazovskiy 2015). Führe die Entspannungsübungen am besten vor dem Schlafengehen durch.

- **Wissenschaftlich geprüfte Informationen:** Viele Ratschläge sind gut gemeint, aber sie stimmen nicht! Daher ist es wichtig, dass du geprüfte Informationen erhältst [➦„Zehn Mythen über Rückenschmerzen" S. 10]. Um auch deine Gedanken und dadurch negative Folgen, wie z. B. eine unnötige Verängstigung zu vermeiden, sind korrekte, fachliche Informationen wichtig, die nicht auf Mythen basieren. Die Beschwerden im Sinne deines Rückenleidens sind unangenehm genug, du solltest dir daher nicht deine Zuversicht, deine Motivation und deine Belastbarkeit rauben lassen. Dasselbe gilt für das Thema „Ernährung". Viele Empfehlungen basieren auf ungeprüften Aussagen, die für die Anbieter nur dazu dienen, sich an Trends zu bereichern (Ridgway et al. 2019).
- **Selbstvertrauen und Motivation** im Zusammenhang mit dem eigenen Rücken: Nur wenn du zum einen motiviert bist und zum anderen Vertrauen in deine Fähigkeiten hast, wirst du langfristig deine Rückenbeschwerden kontrollieren können.
- **Selbsteinschätzung und Reflexion:** Um weiterzukommen, musst du wissen, wo du wirklich stehst und was du schon geschafft hast. Durch das regelmäßige Protokollieren deiner aktuellen Beschwerden kannst du kleine und große Erfolge besser erkennen und dadurch deine Motivation auch langfristig erhalten.
- **Ernährung:** Ein ideales Körpergewicht kann langfristig helfen, deinen Rücken belastbarer zu halten.

Das Wichtigste über Ernährung

Damit du nicht dem Irrglauben unterliegst, Rückenbeschwerden wären allein durch eine Gewichtsreduktion behandelbar, solltest du dazu eine ärztliche Untersuchung in Erwägung ziehen. Wenn du tatsächlich an Übergewicht leidest, macht es durchaus Sinn, deine Ernährung umzustellen, um den Rückenbeschwerden entgegenzuwirken.

Grundlegend eignet sich zur Gewichtsreduktion auch die regelmäßige Durchführung von Bewegungsprogrammen, wie sie im Praxisteil ausführlich beschrieben werden. Dabei solltest du vor allem nach dem Prinzip „lieber häufiger als zu intensiv" vorgehen.

Neben unseren Übungsprogrammen möchten wir dir an dieser Stelle auch das Einbauen von alltagstauglichen Aktivitäten empfehlen, denn du kannst deinen Kalorienverbrauch nicht nur durch Sport, sondern auch durch alltägliche Bewegung steigern. Letztlich gelingt das Abnehmen nur, wenn du mehr Kalorien verbrauchst als du mit der Nahrung zu dir nimmst. So lassen sich Kalorien z. B. spielerisch auf dem Weg zur Arbeit mit dem Fahrrad oder zu Fuß verbrennen. Auch hilft das bevorzugte Benutzen von Treppen anstelle des Aufzugs. Zur erfolgreichen und langfristigen Ernährungsoptimierung kann das regelmäßige Protokollieren der konsumierten Nahrungsmittel nützlich sein (Harvey et al. 2019) – zugegebenermaßen ein Aufwand, zu dem nicht jeder Lust hat. Aber so erhältst du erstens bessere Einblicke in deinen Konsum, zweitens eine bessere Kontrolle und drittens steigert es deine Motivation zum Durchhalten, wenn du positive Tendenzen direkt sehen kannst (Roffey et al. 2013, Harvey et al. 2019).

Ein weiterer Aspekt ist, auf die gesundheitsschädigende oder -fördernde Wirkung von Nahrungs- und Genussmitteln zu achten. Neben den bekannten Warnungen vor Nikotin, Alkohol und Zucker sollte die Entzündungsförderung durch rotes Fleisch oder Wurstwaren (Green et al. 2016, Elma et al. 2020, Watzl 2008) berücksichtigt und deren übermäßiger Verzehr vermieden werden. Hinzuzufügen sind dem täglichen Speiseplan dagegen Nahrungsmittel mit entzündungshemmender Wirkung. Dazu gehören Kurkuma, Fenchel, Ingwer, Knoblauch, Zwiebeln, Blaubeeren, Sauerkraut, Walnüsse.

Nicht zu vergessen ist auch die ausreichende Flüssigkeitszufuhr. Mindestens zwei Liter täglich sind genug. Dein Flüssigkeitsbedarf hängt natürlich von deiner körperlichen Aktivität und dem Schwitzen ab. Du benötigst pro Stunde Sport mindestens 0,5 Liter Flüssigkeit extra. Erhöhe also die Trinkmenge, sobald du körperlich aktiv wirst (Armstrong & Johnson 2018).

Du möchtest abnehmen?

Der einzige Weg, um effektiv abzunehmen, gelingt über die Kalorienreduktion. Das heißt, du musst weniger Kalorien zu dir nehmen, als du verbrauchst. Eine hilfreiche Methode, um den Hunger zu stillen, sind füllende und kalorienarme Nahrungsmittel. Dafür eignen sich u. a. Tomaten, Gurken und generell wasserreiches Obst und Gemüse (Ridgway et al. 2019).

Die von uns favorisierten Methoden und Tipps mögen einfach klingen, und genau das sind sie in der Theorie auch, was nicht bedeutet, dass es auch in der Praxis einfach ist, jahrelange Gewohnheiten aufzugeben und durch neue Verhaltensweisen und Essgewohnheiten zu ersetzen.

Wir wollen, dass du mit der Ernährung eine Verbesserung deines Gesundheitszustands erreichst und dieser die Bekämpfung deiner Rückenbeschwerden unterstützt. Unnütze oder künstlich komplizierte Methoden kommen dafür nicht infrage, und manche herkömmliche Überzeugung ist schlichtweg falsch. Ein Beispiel ist der bis heute andauernde Glaube, dass Milch ein enorm bedeutendes Nahrungsmittel ist und man ohne Milch keine gesunden Knochen entwickeln kann. In Wirklichkeit ist Milch nicht einzigartig zur Unterstützung gesunder Knochen. Das belegen aktuelle und umfangreich durchgeführte Forschungen (Willett & Ludwig 2020). Der Kalziumanteil, den du für die Gesundheit deiner Knochen benötigst, ist auch genauso in pflanzlichen Nahrungsmitteln enthalten. Ein Vergleich: 100 ml Kuhmilch enthalten ca. 120 mg Kalzium. Dagegen enthält das kalorienfreie Mineralwasser ca. 150 mg Kalzium pro 100 ml. Dieses ist aufgrund seiner ionisierten (basischen) Form sogar viel einfacher vom Körper verwertbar. Ein weiteres Beispiel zur alternativen Kalziumaufnahme sind Mandeln. Diese enthalten bis zu 260 mg Kalzium pro 100 g (Willett & Ludwig 2020). Dasselbe gilt für einen Mandeldrink. Altbekannte Glaubenssätze gilt es gerade im Hinblick auf die Ernährung kritisch zu betrachten.

Letztlich aber bleibt die Aufgabe, sich eingehend über die für die Gewichtsreduzierung geeigneten Nahrungsmittel zu informieren und diese Erkenntnisse dann auch in die Tat umzusetzen.

An dieser Stelle nun enden unsere Ausführungen zu den Grundlagen unserer Schmerzprogramme. Natürlich ließen sich diese bei Weitem detaillierter und umfassender darstellen. Wer daran interessiert ist, sei auf die zitierte Literatur verwiesen. Uns ging es in erster Linie darum, in knapper Form die wissenschaftlichen Erkenntnisse vorzustellen, auf denen unsere getesteten Schmerzprogramme beruhen, und offenzulegen, warum wir sie dir empfehlen. Die Theorie dahinter ist sozusagen „die Mutter der Praxis" und damit auch die deiner Lösungen.

Nun halte dich nicht länger mit den Hintergründen auf und starte deine Rehabilitation!

„Hilf dir selbst!“

Der Grundsatz „Hilf dir selbst!“ ist nach wissenschaftlich ergründetem Wissen über die nachhaltige Bekämpfung von Rückenschmerzen unumgänglich (Elbers et al. 2018, Stenner et al. 2015). Alle in diesem Ratgeber vermittelten Programme sind auf eine möglichst effiziente Anwendbarkeit ausgelegt. Das bedeutet, es werden dir nur Übungen oder Methoden vorgestellt, die du vollständig zu Hause oder an jedem Ort umsetzen kannst (z. B. im Hotel, Büro, Fitnessstudio oder im Park) und die auf deine persönlichen Rückenbeschwerden zugeschnitten sind.

Als Erstes benötigst du dazu eine Analyse deines aktuellen Befindens, d. h., du brauchst eine Vorstellung von deinem Zustand: Wie schätzt du ihn ein? Dein Zustand bildet sich aus deinem Schmerz, deiner Funktionseinschränkung, z. B. dem Heben einer Getränkekiste, und aus deiner Belastungsangst. Vielleicht betrifft dich persönlich nur eines dieser drei Probleme. Dann wirst du aber genauso ein für „dich“ passendes Therapieprogramm durchlaufen können. Mithilfe unseres Analysewerkzeugs bestimmst du „selbst“, was und in welchem Ausmaß du etwas empfindest. Niemand interpretiert deine Wahrnehmung – weder ein Arzt noch ein Therapeut. Du selbst bist dein bester Diagnostiker, da nur du deinen Körper und deine Gedanken fühlen kannst. Bitte nutze diese Analysesysteme, die wir als „Selbsteinschätzung“ bezeichnen. Du findest sie im Rahmen jedes Therapieprogramms. Es ist einfach!

Praxis

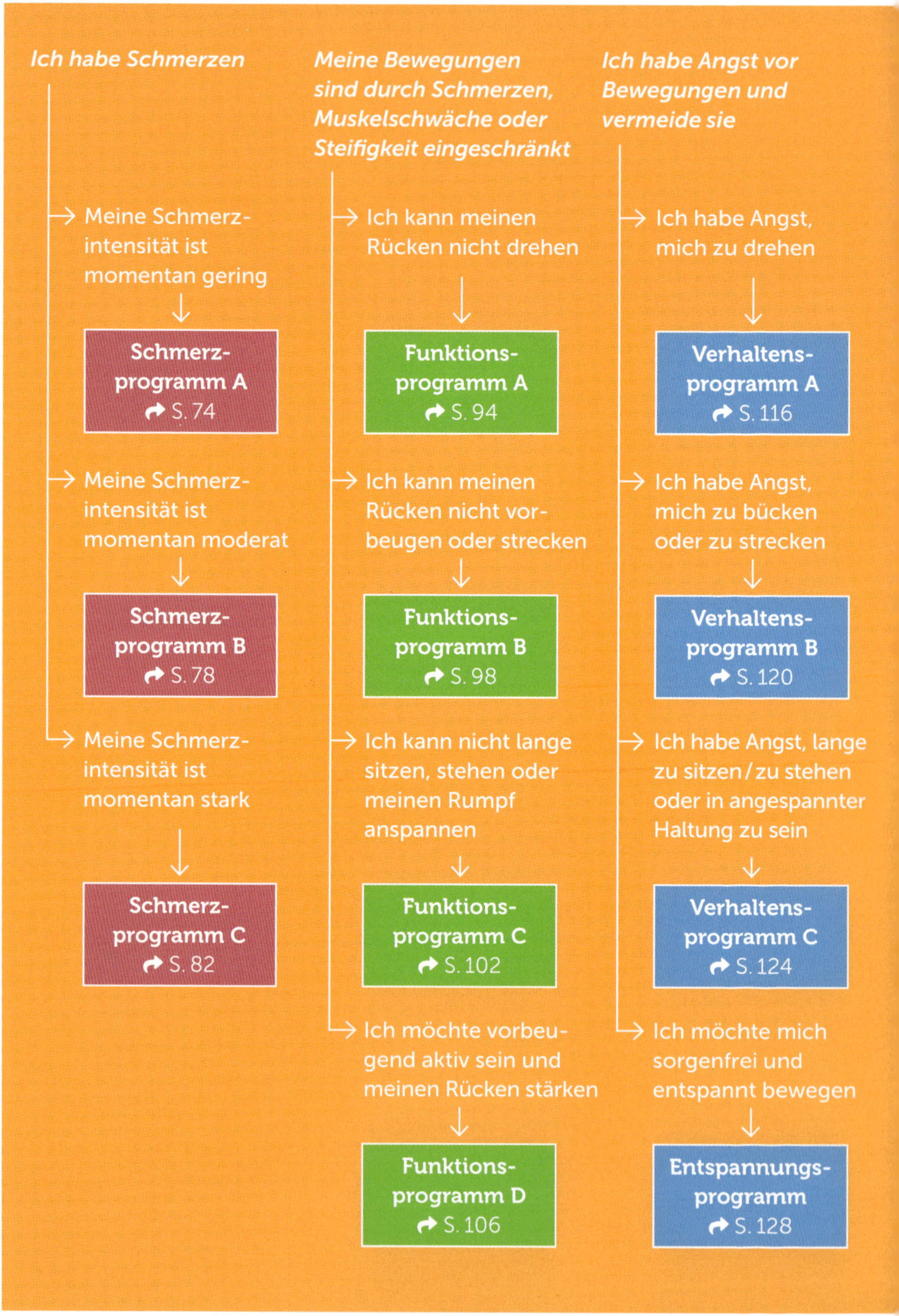

Ich habe Schmerzen

- Meine Schmerzintensität ist momentan gering → **Schmerzprogramm A** ➦ S. 74
- Meine Schmerzintensität ist momentan moderat → **Schmerzprogramm B** ➦ S. 78
- Meine Schmerzintensität ist momentan stark → **Schmerzprogramm C** ➦ S. 82

Meine Bewegungen sind durch Schmerzen, Muskelschwäche oder Steifigkeit eingeschränkt

- Ich kann meinen Rücken nicht drehen → **Funktionsprogramm A** ➦ S. 94
- Ich kann meinen Rücken nicht vorbeugen oder strecken → **Funktionsprogramm B** ➦ S. 98
- Ich kann nicht lange sitzen, stehen oder meinen Rumpf anspannen → **Funktionsprogramm C** ➦ S. 102
- Ich möchte vorbeugend aktiv sein und meinen Rücken stärken → **Funktionsprogramm D** ➦ S. 106

Ich habe Angst vor Bewegungen und vermeide sie

- Ich habe Angst, mich zu drehen → **Verhaltensprogramm A** ➦ S. 116
- Ich habe Angst, mich zu bücken oder zu strecken → **Verhaltensprogramm B** ➦ S. 120
- Ich habe Angst, lange zu sitzen / zu stehen oder in angespannter Haltung zu sein → **Verhaltensprogramm C** ➦ S. 124
- Ich möchte mich sorgenfrei und entspannt bewegen → **Entspannungsprogramm** ➦ S. 128

Die drei Wege zur nachhaltigen Schmerz- und Bewegungsfreiheit

DEIN AUSGANGSPUNKT

Wie geht es dir in diesem Moment? Stehen für dich (langanhaltende) Schmerzen im Vordergrund? Dann starte mit dem *Schmerzprogramm* [↱S. 71]. Oder hast du das Gefühl, dass dir Kraft und Beweglichkeit fehlen? Dann ist das *Funktionsprogramm* [↱S. 87] für dich im ersten Schritt genau richtig. Wenn du dich vor bestimmten Tätigkeiten oder Bewegungen fürchtest, schaue dir das *Verhaltensprogramm* [↱S. 111] an.

Du entscheidest über deinen Weg!

Unsere Empfehlungen für deine nachhaltige Selbstbehandlung beruhen auf drei eigenständigen Therapieprogrammen:

1. **Schmerzprogramm** (Reduktion von Schmerzen)
2. **Funktionsprogramm** (Verbesserung von Kraft und Beweglichkeit)
3. **Verhaltensprogramm** (Reduktion von Belastungsangst)

Je nach Stärke deiner Beschwerden musst du für die Durchführung der Programme zwischen ca. 20 Minuten täglich und höchstens zwei Stunden pro Woche investieren. So benötigst du beispielsweise für das „Schmerzprogramm A" höchsten 24 Minuten pro Tag und für das „Funktionsprogramm D" zur Vorbeugung ca. 90 Minuten pro Woche. Diesen Aufwand sollte dir deine Gesundheit wert sein. Und zur Beruhigung: Die Programme sind vielseitig und wurden von unseren Patienten als „attraktiv" bewertet.

Alle Therapieprogramme beinhalten einfache Übungen und Möglichkeiten zur Selbsteinschätzung. Wir haben dir die Übungen in Kapitel „Die Übungen" [➜S. 133] aufgelistet und kurz erläutert, damit du ausreichende Einblicke in die Ziele und die ideale Ausführung der Übungen hast. Wann du was machen solltest, basiert auf deiner jeweiligen Selbsteinschätzung. Sie ist gewissermaßen das Zentrum und die „Messlatte" deiner Befindlichkeit. Du lernst zu spüren, welcher Schmerz bzw. welche Einschränkungen in deinem Körper vorliegen, wenn du die Programme durchführst. Keine Sorge! Wie man zu einer Selbsteinschätzung kommt, wird genau erklärt [➜S. 60].

Dein Werkzeugkasten

Das „Handwerkszeug“, das du für deine Rückenbehandlung brauchst, lässt sich grob in drei Bereiche gliedern:

- praktische Hilfsmittel
- Selbsteinschätzung
- Übungen aus dem passenden Übungsprogramm

Praktische Hilfsmittel

Du benötigst zur Durchführung der Übungen kein aufwendiges Fitnessequipment, wie z. B. ein Heimstudio mit Kraftmaschinen, aber eine **Matte** (ca. 2 Meter lang und mindestens 50 cm breit) und ein **Kissen** als Unterlage bei knienden Übungen, um deine Knie zu schonen. Gut zu gebrauchen sind hierfür auch zwei kleine **Schaumstoffunterlagen**, die du dir jeweils unters Knie legen kannst. Alternativ kannst du auch ein normalgroßes **Handtuch** nehmen: Falte es einmal der Länge und einmal der Breite nach zusammen. Lege dir anschließend das zusammengefaltete Handtuch unter die Knie. Nutze zwei Handtücher, sofern du mit einem nicht beide Knie unterlagern kannst, und falte sie ggf. ein weiteres Mal, um eine noch dickere Polsterung zu erhalten. Außerdem wird für eine Übung ein Zusatzgewicht benötigt. Dafür kannst du z. B. eine Getränkekiste, zwei Kurzhanteln oder zwei gefüllte Wasserflaschen nutzen.

Am besten eignet sich zur Durchführung der Übungen **bequeme Sportkleidung**, damit du vor allem in den Beweglichkeitsübungen nicht unnötig eingeschränkt bist. Ein **ruhiger Ort** bei der

Programmumsetzung hilft dir, zu entspannen und dich auf dich selbst zu konzentrieren.

Zur optimalen Durchführung der Therapieprogramme im Bereich „Verhalten“ empfehlen wir dir zudem, einen **Spiegel** zu nutzen. So kannst du dich selbst leichter korrigieren. Auch erleichtert dir der Spiegel, deinen Fortschritt zu erkennen.

Selbsteinschätzung

Selbsteinschätzung ist ein zentrales Element in allen Programmen und ein entscheidender Teil deiner Selbsthilfe. Selbsteinschätzung ist die Einschätzung deiner momentanen Befindlichkeit. Dabei geht es um die bereits bekannten großen Bereiche:

- Schmerz
- eingeschränkte Bewegungen
- durch Belastungsangst eingeschränkte Bewegungen

Ganz am Anfang dient die Selbsteinschätzung zur Feststellung, welches der Programme für dich das passende ist. Durch sie erfolgt quasi eine „Weichenstellung“. Deine Selbsteinschätzungen bei den Übungsprogrammen haben die Aufgabe, dir Feedback über deine Verfassung und deinen Fortschritt bei der Befreiung von deinen Rückenbeschwerden zu geben.

Nutzen der Selbsteinschätzung

Möglicherweise fragst du dich, wozu diese Selbsteinschätzung überhaupt wichtig ist. Es sind vier Aspekte:

- Deine Therapie wird nur dann individuell, wenn du deine persönlichen Beschwerden auch individuell einschätzen kannst. Du selbst bestimmst, wie stark deine Beschwerden sind! Das ist ein entscheidender Vorteil, denn kein Arzt oder Therapeut kann diese so genau bestimmen wie du.

- → Weiterhin musst du deinen Prozess genau überprüfen können, um wirklich langfristig Erfolg zu haben. Dazu helfen dir die Selbsteinschätzungen. Sie funktionieren wie Messungen, die du immer wieder miteinander vergleichen kannst.
- → Du kannst durch die Selbsteinschätzungen deinen Prozess genau verfolgen. Stelle dir vor, du verbesserst dich stetig und erkennst dies auch ganz klar. Das ist so etwas wie ein Belohnungssystem!
- → Wie denkst du, fühlst du dich, wenn deine Entwicklungskurve stetig positiv ansteigt? Natürlich: Du erlangst deine Motivation und vor allem dein Vertrauen zurück. Dies verhilft dir zu mehr Belastbarkeit und dadurch auch zu einer besseren Lebensqualität.

Messinstrumente

Für deine Beschwerden in den drei Bereichen musst du deine momentane Schmerzintensität, das Ausmaß deiner Bewegungseinschränkung und deine Belastungsangst anhand der Skala von 0 (gar keine Schmerzen/Beeinträchtigungen/Ängste) bis 10 (maximale Schmerzen/Beeinträchtigungen/Ängste) [Abb. 7] einschätzen. Deine Selbsteinschätzung bestimmt dann auch die Auswahl und den Schwierigkeitsgrad des jeweiligen Übungsprogramms.

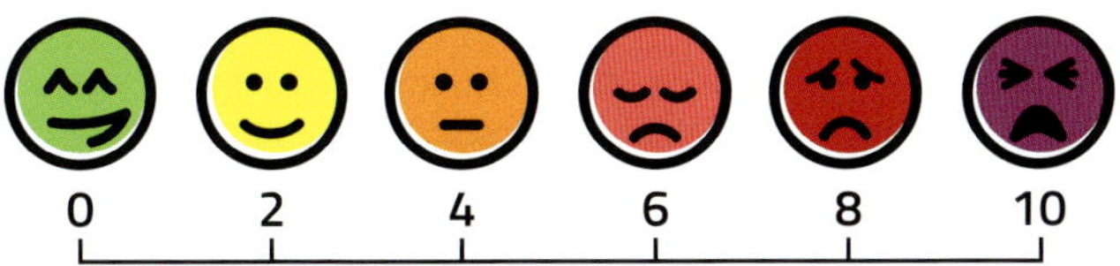

Abb. 7 Skala zur Selbsteinschätzung von Schmerz, Bewegungseinschränkungen und Angst vor Bewegungen.

Schmerz messen

Du kannst beispielsweise einschätzen, wie stark gerade in einem bestimmten Moment deine Schmerzen sind – egal, ob im Ruhezustand oder bei einer bestimmten Bewegung. Wichtig ist, dass du immer dasselbe misst bzw. einschätzt. Nutze dafür die Skala von 0 (gar kein Schmerz) bis 10 (maximal vorstellbarer Schmerz). Probiere es gerade einfach aus: Schließe die Augen: Hast du Schmerzen? Fokussiere deine Aufmerksamkeit auf die Schmerzen! Gebe den Schmerzen eine Zahl von 0 (gar kein Schmerz) bis 10 (maximal vorstellbarer Schmerz). Du hast gerade keine Schmerzen? Dann gib dir eine 0. Das war es. Schätzt du beispielsweise deinen Schmerz als „mittelschwer" (3–5 auf der Schmerzskala) ein, geht es weiter mit dem Schmerzprogramm B. So einfach ist die Selbsteinschätzung beim Schmerz!

Bewegungseinschränkung messen

Für den Bereich „eingeschränkte Bewegung" durch Muskelschwäche, Steifigkeit oder Schmerz musst du einschätzen, welche und wie stark die Bewegung eingeschränkt ist. Genau wie im Bereich Schmerz bestimmt deine Selbsteinschätzung auch in dem Bereich „Bewegungseinschränkung" die Auswahl und den Schwierigkeitsgrad des entsprechenden Übungsprogramms [👁 Abb. 7, S. 61]. Führe die Einschätzung dann auch vor und nach den jeweiligen Übungen durch. Du richtest dich dabei wieder nach den Zahlen 0 (keine Einschränkung) bis 10 (maximale Einschränkung). Die Einschränkungen beziehen sich entweder auf deine Beweglichkeit oder deine Kraft, die du für die verschiedenen Bewegungsmuster benötigst. War deine Bewegung durch Schmerz eingeschränkt, bewertest du entsprechend die bei der Bewegung auftretenden Schmerzintensität.

Belastungsangst messen

Für den Bereich „Angst vor Bewegungen" musst du ebenfalls dein momentanes Empfinden einschätzen – und zwar anfangs zur Aus-

Bewegungsmuster	Einschrän-kungen Niveau 0–10	Angst vor Belastung Niveau 0–10
Rotationsmuster		
Aufstehen aus Rückenlage, z. B. aus dem Bett		
Umdrehen wie beim Schulterblick im Auto		
Aufsetzen eines Rucksacks oder Schultertasche		
Beuge- und Streckmuster		
Bücken und wieder Aufrichten, z. B. beim Schuhanziehen		
(Auf-)Heben von Gegenständen		
Nach-oben-Strecken, z. B. beim Greifen eines hochgestellten Gegenstands (Buch, Geschirr, Kleidung)		
Statik- und Ausdauermuster		
Längeres Sitzen, z. B. am PC-Arbeitsplatz		
Längeres Stehen, z. B. bei der Arbeit oder in der Warteschlange		
Langanhaltende Rumpfanspannung, z. B. längeres kräftiges Drücken gegen eine Wand beim Verschieben von Möbeln oder Halten von schweren Arbeitsgeräten		

Tab. 3 Testszenarien für deine Selbsteinschätzung der Bewegungseinschränkung und der Angst vor Bewegungen (Drehbewegungen, Beugen und Strecken, langes Sitzen und Stehen).

wahl des Übungsprogramms und dann auch vor und nach den jeweiligen Übungen, die wir dir präsentieren. Du orientierst dich wiederum an den Zahlen 0 (keine Angst) bis 10 (maximale Angst). Die Angst vor Schmerzen oder Verletzungen durch bestimmte Bewegungsmuster kann sehr unterschiedlich stark ausgeprägt sein und muss deshalb klar von dir bestimmt werden.

Teste deine Bewegungseinschränkungen und Bewegungsängste

Für die Selbsteinschätzung in den Bereichen „eingeschränkte Bewegungen" und „Angst vor Bewegungen" geben wir Dir eine Art Katalog an Testszenarien [Tab. 3, S. 63] an die Hand, mit denen du zuverlässig den aktuellen Beschwerdestatus deiner Rückenschmerzen prüfen und dir bewusst machen kannst. Je nach Ergebnis gelangst du damit zu dem für dich effektiven Übungsprogramm zur Reduktion deiner Einschränkungen.

Beispiele zur Selbsteinschätzung

Schmerz bei Bewegungsmustern

Heben von Gegenständen, z. B. einer Getränkekiste

Jedes Mal, wenn du aus der gebückten Haltung beginnst, die Kiste vom Boden zu heben, empfindest du Schmerzen. Diese verstärken sich und erreichen ihr Maximum, kurz bevor du aufrecht stehst.

Beweglichkeitseinschränkung

Schuheanziehen

Du möchtest am Morgen deine Schuhe anziehen und empfindest beim Beugen nach unten eine unangenehme, ziehende Steifigkeit in deinem unteren Rücken. Diese hindert dich daran, deine Schuhe anzuziehen.

Krafteinschränkung

Heben von Gegenständen, z. B. einer Einkaufskiste

Beim Anheben der schweren Kiste versuchst du deinen Rücken durchzustrecken, während du die Kiste zunehmend abhebst. Dies gelingt dir nicht, da du schlichtweg zu schwach bist, um deine Wirbelsäule durchzustrecken.

Belastungsangst

Langes Sitzen

Du hast Erfahrung mit Rückenbeschwerden und empfindest schon Schmerzen, wenn du nur an deinen Arbeitsplatz im Büro denkst. Das lange Sitzen bereitete dir früher schon so große Schmerzen, dass allein der Gedanke daran bei dir Befürchtungen aufkommen lässt.

Umdrehen im Bett

Jedes Mal, wenn du dich im Bett wenden möchtest, bist du besorgt, dich an der Bandscheibe zu verletzen. Du hattest schon einmal Beschwerden mit der Bandscheibe und befürchtest, diese durch das Umdrehen im Bett erneut zu aktivieren.

Protokoll zur Messung von Schmerz, Bewegungseinschränkung und Belastungsangst

Achtung – an dieser Stelle kommt für viele ein vermutlich etwas lästiger, aber der wichtigste Teil deiner Selbsteinschätzungen: Du musst deinen Erfolgsprozess klar verfolgen können! Dadurch fällt es dir viel leichter, deinen Fortschritt zu erkennen und langfristig am Ball zu bleiben.

Dafür haben wir ein **Formular** erstellt [Abb. 8, S. 67], das die bereits bekannte Skala von 0–10 (von oben nach unten) zeigt und für die Einschätzung der Beschwerden in den drei Bereichen genutzt werden soll: Schmerz, Bewegungseinschränkung und Belastungsangst. Wenn du in allen Bereichen Übungen machst, benutzt du drei Exemplare des Formulars und kennzeichnest sie durch die passenden Einträge in der ersten Zeile.

Das Protokoll ist für einen Zeitraum von sieben Tagen à drei Messzeitpunkte bestimmt (M1, M2 und M3), in die du die Werte der Selbsteinschätzung einträgst, z. B. der Belastungsangst- oder Schmerzintensität. Je nach Übungsprogramm variiert die empfohlene Durchführungshäufigkeit. Jedes Mal, wenn du dein Übungsprogramm durchführst, trägst du das Ergebnis der Selbsteinschätzung in einen der Messzeitpunkte ein. Es gibt z. B. Übungsprogramme, die du täglich zweimal durchführen sollst, sodass du pro Tag zwei Spalten (in diesem Fall M1 und M2) ausfüllst und eine Spalte leer bleibt. Falls du aus irgendeinem Grund den täglichen Rhythmus nicht umsetzen kannst, trägst du in die Spalten an diesem Tag nichts ein.

Die Ziffer „0" bedeutet „Ergebnis der Selbsteinschätzung vor dem Übungsprogramm" und der Buchstabe „X" bezieht sich auf das Ergebnis der Selbsteinschätzung nach den Übungen. Wenn du nach einer Woche die eingetragenen Zeichen 0 bzw. X mit jeweils einer Linie verbindest, erhältst du zwei Kurven. Diese Kurven zeigen dir dann ganz klar, in welche Richtung sich deine Beschwerdeintensitäten entwickeln. Entweder in Richtung null (keine Beschwerden) oder in Richtung 10 (maximale Beschwerden).

Für das Dokumentieren deiner Bewegungseinschränkungen und Belastungsängsten trägst du zusätzlich ein, welches Bewegungsmuster getestet wird, z. B. Schulterblick (Rotation). Du führst immer nur das eine Bewegungsmuster zur Selbsteinschätzung durch, das zu Anfang die Programmwahl bestimmt hat, nicht mehrere!

Das Formular kannst du über den QR-Code auf ➦S. 188 herunterladen und ausdrucken.

☐ Schmerz ☐ Einschränkung ☐ Belastungsangst: ______________ begonnen am: ______

Niveau 0–10	1. Tag			2. Tag			3. Tag			4. Tag			5. Tag			6. Tag			7. Tag		
	M1	M2	M3	M1	M2	M3	M1	M2	M3	M1	M2	M3	M1	M2	M3	M1	M2	M3	M1	M2	M3
0																					
1																					
2																					
3																					
4																					
5																					
6																					
7																					
8																					
9																					
10																					

Abb. 8 Blankoformular, um den Verlauf deiner Rückenbeschwerden sichtbar zu machen

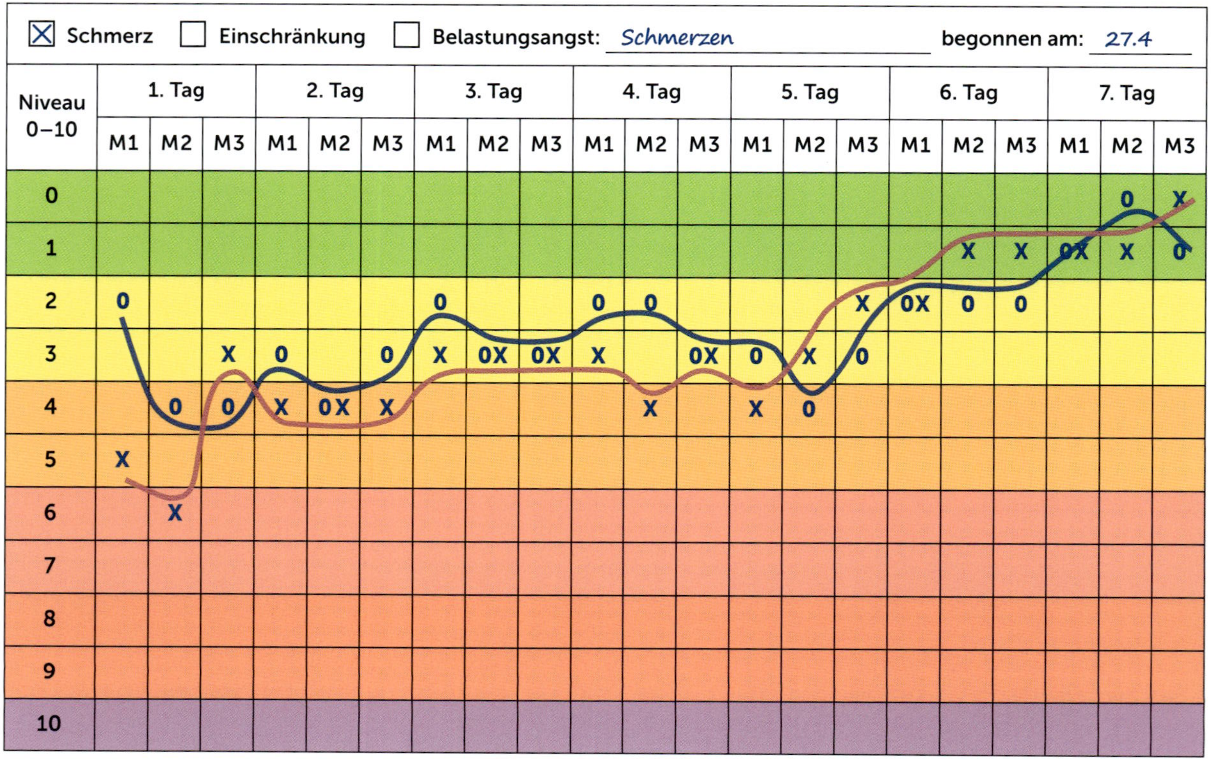

☒ Schmerz ☐ Einschränkung ☐ Belastungsangst: *Schmerzen* begonnen am: *27.4*

Niveau 0–10	1. Tag			2. Tag			3. Tag			4. Tag			5. Tag			6. Tag			7. Tag		
	M1	M2	M3	M1	M2	M3	M1	M2	M3	M1	M2	M3	M1	M2	M3	M1	M2	M3	M1	M2	M3
0																				0	X
1																	X	X	0X	X	0
2	0						0			0	0				X	0X	0	0			
3			X	0		0	X	0X	0X	X		0X	0	X	0						
4		0	0	X	0X	X					X		X	0							
5	X																				
6		X																			
7																					
8																					
9																					
10																					

Abb. 9 Anwendungsbeispiel des Verlaufsprotokolls bei „Schmerzen". Das entsprechende Programm „Schmerzprogramm A" und die Selbsteinschätzung wurden dreimal täglich durchgeführt.

☐ Schmerz ☐ Einschränkung ☒ Belastungsangst: *Angst vor dem Bücken* begonnen am: *27.4*

Niveau 0–10	1. Tag			2. Tag			3. Tag			4. Tag			5. Tag			6. Tag			7. Tag		
	M1	M2	M3	M1	M2	M3	M1	M2	M3	M1	M2	M3	M1	M2	M3	M1	M2	M3	M1	M2	M3
0																					
1																				X	
2													X								
3								X					0	X					X	0	
4							X							0					0		
5	0X						0	0													
6		0																			
7		X																			
8																					
9																					
10																					

Abb. 10 Anwendungsbeispiel des Verlaufsprotokolls bei „Angst vor Belastung". Das entsprechende Programm „Verhaltensprogramm B" und die Selbsteinschätzung wurden zweimal täglich alle zwei Tage durchgeführt.

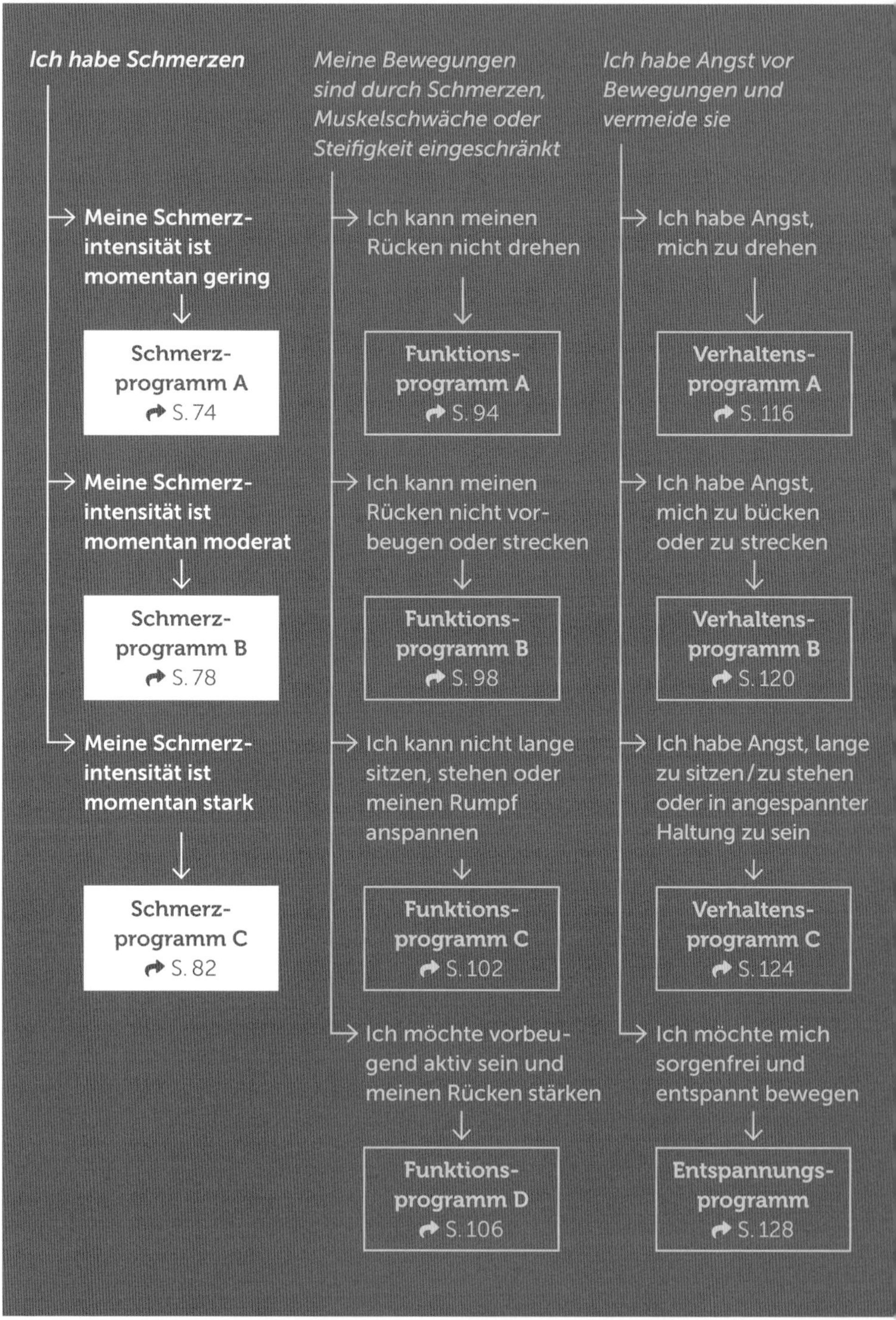

Ich habe Schmerzen

- **Meine Schmerzintensität ist momentan gering**
  → **Schmerzprogramm A** S. 74
- **Meine Schmerzintensität ist momentan moderat**
  → **Schmerzprogramm B** S. 78
- **Meine Schmerzintensität ist momentan stark**
  → **Schmerzprogramm C** S. 82

Meine Bewegungen sind durch Schmerzen, Muskelschwäche oder Steifigkeit eingeschränkt

- Ich kann meinen Rücken nicht drehen
  → **Funktionsprogramm A** S. 94
- Ich kann meinen Rücken nicht vorbeugen oder strecken
  → **Funktionsprogramm B** S. 98
- Ich kann nicht lange sitzen, stehen oder meinen Rumpf anspannen
  → **Funktionsprogramm C** S. 102
- Ich möchte vorbeugend aktiv sein und meinen Rücken stärken
  → **Funktionsprogramm D** S. 106

Ich habe Angst vor Bewegungen und vermeide sie

- Ich habe Angst, mich zu drehen
  → **Verhaltensprogramm A** S. 116
- Ich habe Angst, mich zu bücken oder zu strecken
  → **Verhaltensprogramm B** S. 120
- Ich habe Angst, lange zu sitzen / zu stehen oder in angespannter Haltung zu sein
  → **Verhaltensprogramm C** S. 124
- Ich möchte mich sorgenfrei und entspannt bewegen
  → **Entspannungsprogramm** S. 128

Das Schmerzprogramm

Schmerz ist der am meisten einschränkende Faktor im Zusammenhang mit deinen Rückenbeschwerden. Noch einmal: Zu beachten gilt, dass der Schmerz bei Rückenbeschwerden meist nicht auf schwere körperliche Schäden hinweist, sondern auf akute Überlastungen des Rückens oder bei langanhaltenden Schmerzen auf eine Überlastung und Fehlsteuerung des Nervensystems. Diese Erkenntnis ist wichtig, damit du lernst, deine Schmerzen mit Bewegung zu bekämpfen. Die Schwerpunkte der Übungen des Schmerzprogramms beziehen sich auf die Bewegungskontrolle, Bewegungsansteuerung und auf die Stoffwechselaktivierung. Hinzu kommt dabei die Entwicklung von Selbstvertrauen hin zur Belastbarkeit.

Noch etwas zu den Übungen

Wir haben die Programme getestet – und zwar an den Menschen, die wir täglich behandeln. Unsere Patienten versichern, dass ihnen diese Programme geholfen haben.

Da Schmerz immer einer subjektiven Erfahrung nahesteht, muss dieser auch individuell therapiert werden. Um deiner individuellen Situation ein passendes Programm zuordnen und deine Erfolge messen zu können, benötigst zu Beginn immer eine entsprechende Selbsteinschätzung [➜S. 60]. Je nach deiner Selbsteinschätzung wählst du eines der drei Schmerzprogramme (A, B, C). Die Einteilung erfolgt dabei nach deiner Beschwerdeintensität.

Die Übungsprogramme sind so gestaltet, dass sie eine positive neurophysiologische Wirkung auf dich ausüben. Vereinfacht gesagt: Du lernst, dass du mithilfe der Übungen deine Schmerzerfahrung positiv verändern kannst. Du nimmst dadurch wahr, dass du selbst deine Schmerzintensität verändern kannst. Nach und nach wird der Vorher-nachher-Unterschied immer deutlicher werden. Du musst aber auch berücksichtigen, dass Schmerzen eine sehr langwierige Sache sein können. Dann brauchst du einfach mehr Geduld – und zwar um so mehr, je länger deine Schmerzen bisher andauerten. Protokolliere auf dem entsprechendenen Protokollblatt [➦S. 67] immer deinen Vorher- und Nachher-Zustand. Nur so wirst du das volle Potenzial des Schmerzprogramms für dich nutzen können.

⚠ Warnhinweis

Sollten sich deine Schmerzen (Beschwerden) deutlich verschlechtern, d.h. bis auf Stufe 8 oder mehr zunehmen, dann schaue dir noch einmal die Warnzeichen an [➦S. 34]. Bitte zögere dann nicht, umgehend ärztliche Hilfe in Anspruch zu nehmen. Manchmal ist die Situation doch komplexer als zunächst angenommen.

Bestimmung des IST-Zustands

- → Führe zunächst die Selbsteinschätzung durch.
- → Richte deine Selbsteinschätzung auf deine **momentane** Rückenschmerzintensität, die du damit beurteilst.
- → Definiere deine Schmerzintensität mit einer für dich zutreffenden Zahl zwischen **0** (kein Schmerz) und **10** (maximal vorstellbarer Schmerz) auf der bereits bekannten Intensitätsskala [➦S. 61].
- → Zur Protokollierung deiner Selbsteinschätzung und um deine Schmerzentwicklung später besser überprüfen zu können, trägst du den Wert in dein Verlaufsprotokoll ein [➦S. 67].

Auswahl deines individuellen Schmerzprogramms

Auf der Basis deiner Selbsteinschätzung wählst du dein Programm aus und machst dich mit den dort empfohlenen Übungen vertraut.

Schmerzskala (0–10)	Schmerzintensität	Schmerzprogramm	Seite
0 – <3	gering	Programm A	74
3 – 5	mittelschwer	Programm B	78
≥ 6	stark	Programm C	82

Tab. 4 Programmauswahl bei Schmerzen.

Schmerzprogramm A

Geringe Schmerzintensität (Stufe 1–2)

Eine geringe Schmerzintensität (Stufe 1–2) braucht vor allem eine kurzfristige Beruhigung und Entspannung. Der Fokus vom Schmerzprogramm A liegt auf der Reduktion der individuellen, auslösenden Faktoren, wie z. B. der mechanischen Überlastung durch schweres Heben. Auch soll damit die Entstehung von intensiveren und länger anhaltenden Schmerzen vermieden werden.

- → Führe zuerst die Selbsteinschätzung durch [➦S. 72].
- → Pro Bewegungsrichtung bei den Übungen brauchst du eine Sekunde, z. B. Beugen = 1 Sek., Strecken = 1 Sek.
- → Beginne mit Übung 1, wiederhole sie so oft wie angegeben, beende sie und starte dann mit der nächsten Übung (Nr. 8).
- → Erst wenn du alle vier Übungen gemacht hast, wiederholst du das gesamte Schmerzprogramm A ein weiteres Mal.
- → Führe nach Abschluss des 2. Durchgangs erneut die Selbsteinschätzung durch.
- → Dokumentiere deine Selbsteinschätzung im Verlaufsprotokoll [➦S. 67].
- → Wende das gesamte Programm zwei- bis dreimal täglich an, z. B. morgens, mittags und abends.
- → Führe das Schmerzprogramm A mindestens solange durch, bis deine Schmerzintensität auf unter 2 in Richtung null gesunken ist.

ZEITBEDARF

8 Minuten

HÄUFIGKEIT

2–3 mal täglich

(z. B. morgens, mittags oder abends)

DAUER PRO BEWEGUNGSRICHTUNG

1 Sekunde

(z. B. Beugen = 1 Sek., Strecken = 1 Sek.)

WIEDERHOLUNGEN

2 Durchgänge

ZIEL SCHMERZINTENSITÄT

1 oder geringer

(wechsle dann zu einem für dich passenden Funktionsprogramm)

HINWEISE

→ Bitte schaue dir die einzelnen Übungen genau an.
→ Lies bitte sorgfältig die Hinweise und mache dich *(ganz wichtig!)* **praktisch** mit den Übungen vertraut.
→ Führe dazu die Übung ein paarmal aus, sodass sich eine gewisse Vertrautheit und Routine einstellen und du die Programmführung anhand der Icons leicht nachvollziehen kannst.

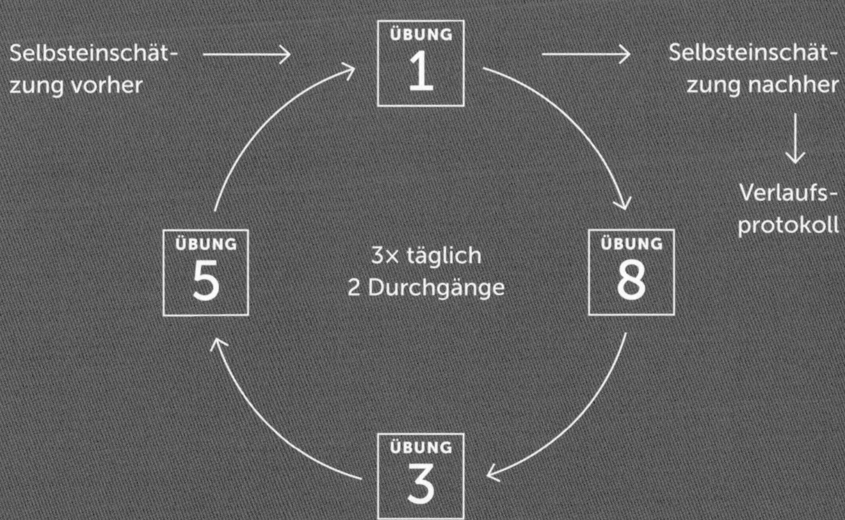

Schmerzprogramm A

Geringe Schmerzintensität (Stufe 1–2)

0 ▭ 10 **Selbsteinschätzung zur Schmerzintensität vorher**

1 **Beckenkippen aus dem Vierfüßlerstand**
20-mal
Beugung: 1 Sekunde
Streckung: 1 Sekunde

8 **Aktivierung der Bauchmuskulatur**
10-mal li/re
Anheben: 1 Sekunde
Absenken: 1 Sekunde

3 **Rotation der Brust- und Lendenwirbelsäule**
10-mal li/re
Rotation links: 1 Sekunde
Rotation rechts: 1 Sekunde

5 **Superman**
10-mal li/re
Ausstrecken: 1 Sekunde
Beugen und Zusammenführen: 1 Sekunde

oder Übung 6 „Superman mit Gymnastikball" [➜S. 148]

Starte den 2. Durchgang der 4 Übungen

0 ▭ 10 **Selbsteinschätzung zur Schmerzintensität nachher**

Zeitbedarf ca. 8 Minuten

[S. 138]

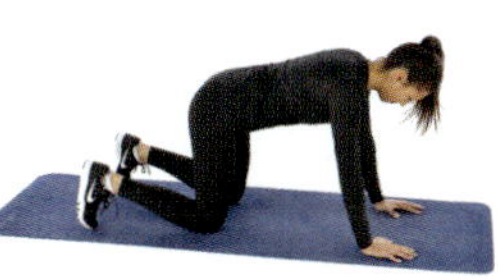
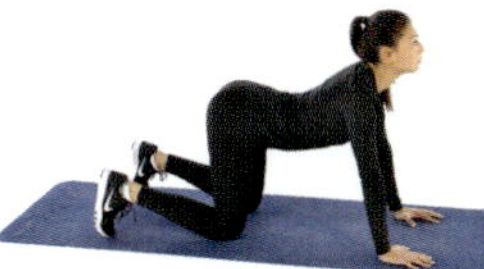
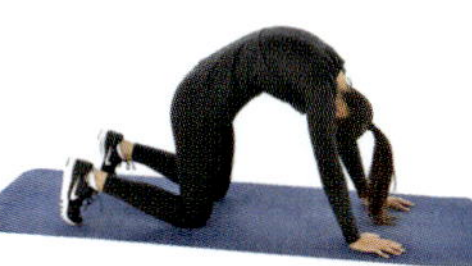

[S. 152]

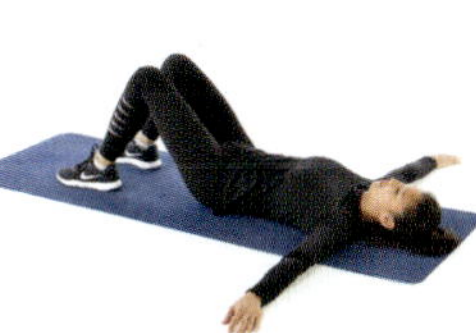
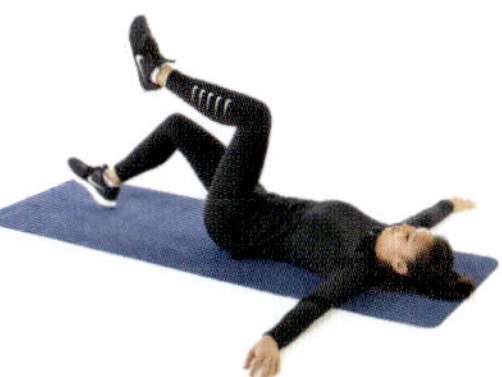
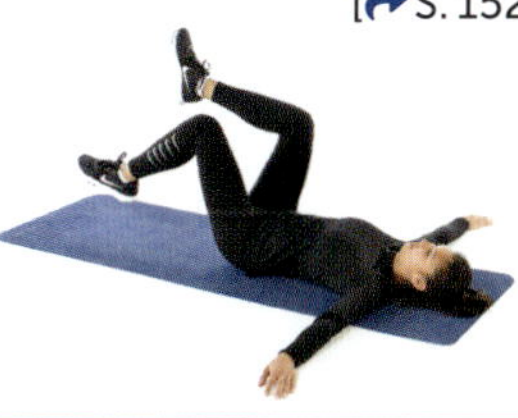

[S. 142]

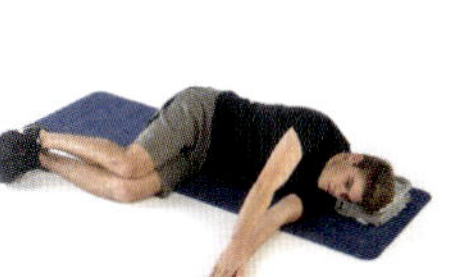
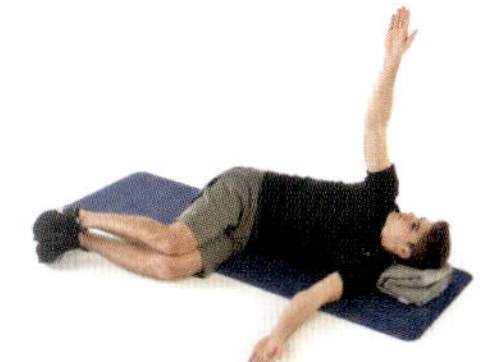
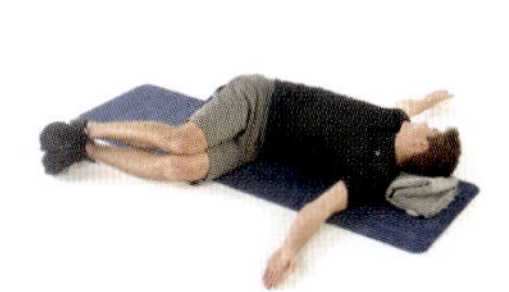

[S. 146]

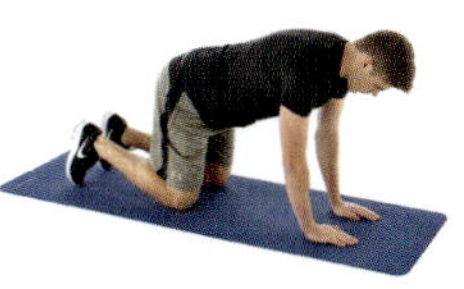
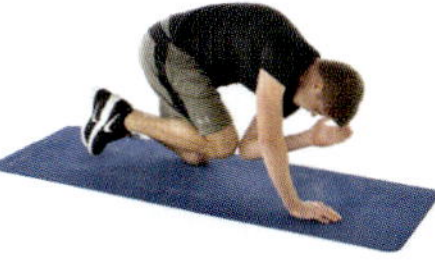
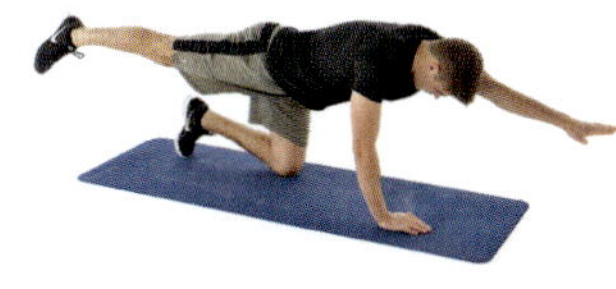

Schmerzprogramm B

Mittlere Schmerzintensität (Stufe 3–5)

Eine mittlere Schmerzintensität (Stufe 3–5) erfordert einen etwas aufwendigeren Übungsumfang. Zu den Übungen zur Beruhigung und Entspannung kommt hinzu, dass eine Grundlage für eine schmerzfreie Belastbarkeit geschaffen wird. Minimalziel dieses Programms ist es, eine weitere Verschlimmerung der Schmerzen zu verhindern.

- → Führe zuerst die Selbsteinschätzung durch [➦S. 72].
- → Pro Bewegungsrichtung bei den Übungen brauchst du eine Sekunde, z. B. Beugen = 1 Sek., Strecken = 1 Sek.
- → Beginne mit Übung 1, wiederhole sie so oft wie angegeben, beende sie und starte dann mit der nächsten Übung (Nr. 8).
- → Erst wenn du alle acht Übungen gemacht hast, wiederholst du das gesamte Schmerzprogramm B ein weiteres Mal.
- → Führe nach Abschluss des 2.Durchgangs erneut die Selbsteinschätzung durch.
- → Dokumentiere deine Selbsteinschätzung im Verlaufsprotokoll [➦S. 67].
- → Wende das gesamte Programm einmal täglich an, z. B. morgens, mittags oder abends.
- → Führe das Schmerzprogramm B mindestens solange durch, bis deine Schmerzintensität auf unter 3 oder tiefer gesunken ist. Wenn du dies erreicht hast, kannst du zu einem für dich passenden Funktionsprogramm wechseln [➦S. 87].

ZEITBEDARF

20 Minuten

HÄUFIGKEIT

1 mal täglich

(z. B. morgens, mittags oder abends)

DAUER PRO BEWEGUNGSRICHTUNG

1 Sekunde

(z. B. Beugen = 1 Sek., Strecken = 1 Sek.)

WIEDERHOLUNGEN

2 Durchgänge

ZIEL SCHMERZINTENSITÄT

2 oder geringer

(wechsle dann zu einem für dich passenden Funktionsprogramm)

HINWEISE

- → Bitte schaue dir die einzelnen Übungen genau an.
- → Lies bitte sorgfältig die Hinweise und mache dich *(ganz wichtig!)* **praktisch** mit den Übungen vertraut.
- → Führe dazu die Übung ein paarmal aus, sodass sich eine gewisse Vertrautheit und Routine einstellen und du die Programmführung anhand der Icons leicht nachvollziehen kannst.

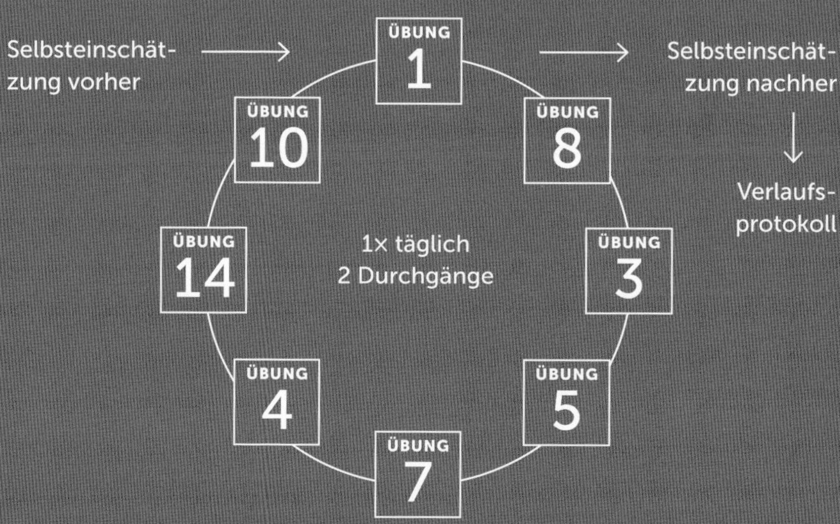

Schmerzprogramm B

Mittlere Schmerzintensität (Stufe 3–5)

0 10 Selbsteinschätzung zur Schmerzintensität vorher

1 Beckenkippen aus dem Vierfüßlerstand [➦S. 138]

20-mal, Beugung: 1 Sek., Streckung: 1 Sek.

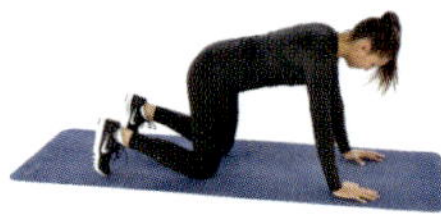
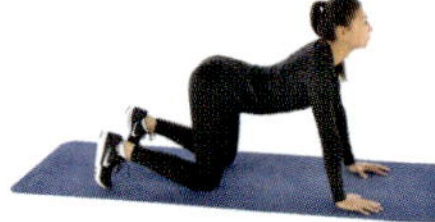
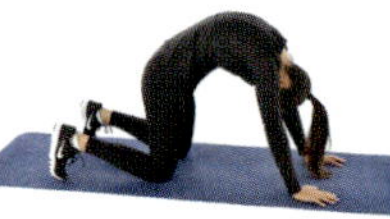

8 Aktivierung der Bauchmuskulatur [➦S. 152]

10-mal li/re, Anheben: 1 Sek., Absenken: 1 Sek.

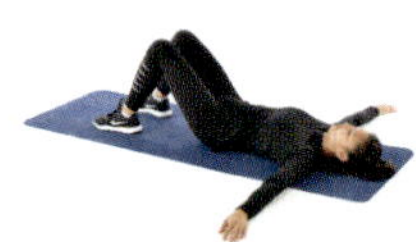
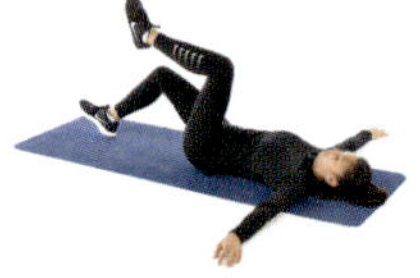
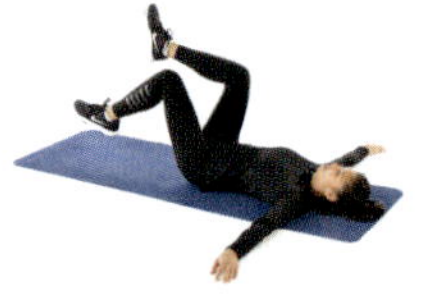

3 Rotation der Brust- und Lendenwirbelsäule [➦S. 142]

10-mal li/re, Rotation je Seite: 1 Sek.

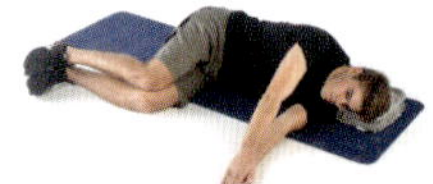
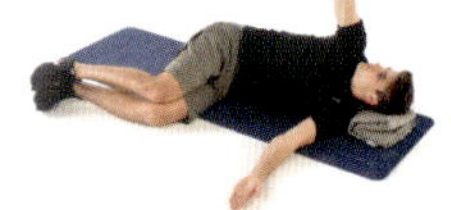
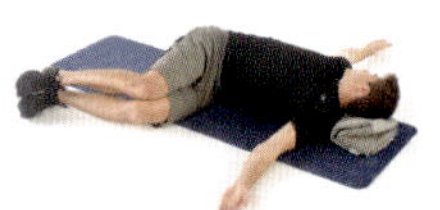
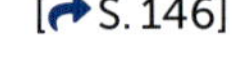

5 Superman [➦S. 146]

10-mal li/re, Ausstrecken: 1 Sek.,
Beugen und Zusammenführen: 1 Sek.

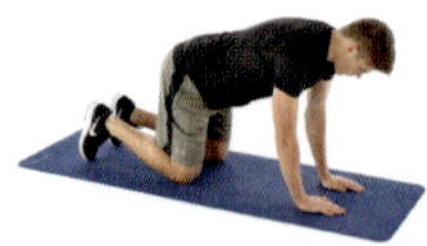
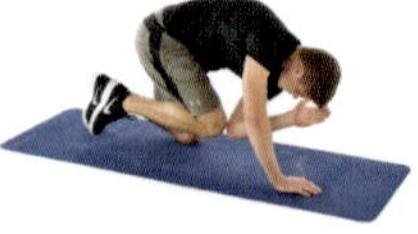
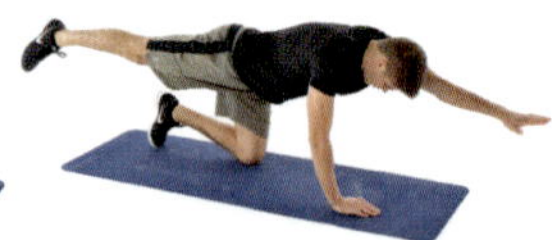

(oder Übung 6 „Superman mit Gymnastikball") [➦S. 148]

Zeitbedarf ca. 20 Minuten

7 **Rotation der Lendenwirbelsäule** [➦ S. 150]
10-mal li/re, Rotation je Seite: 1 Sek.

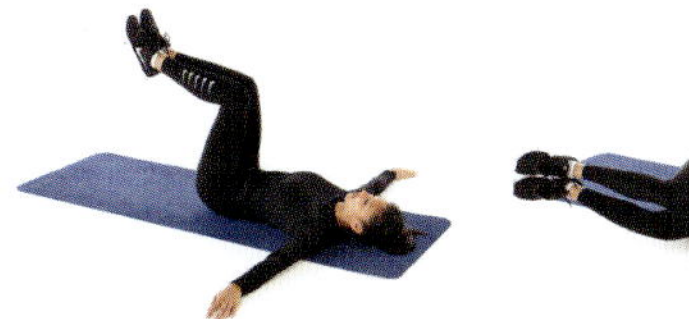

4 **Kobra** [➦ S. 144]
10-mal, Beugung 1 Sek., Streckung: 1 Sek.

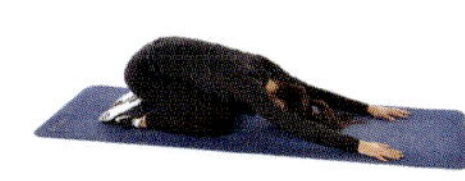
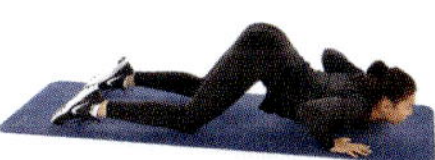
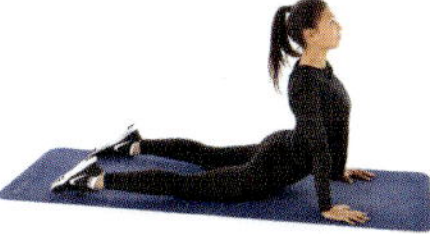

14 **Ausfallschritt** [➦ S. 164]
10-mal li/re
Beugung: 1 Sek.
Streckung: 1 Sek.

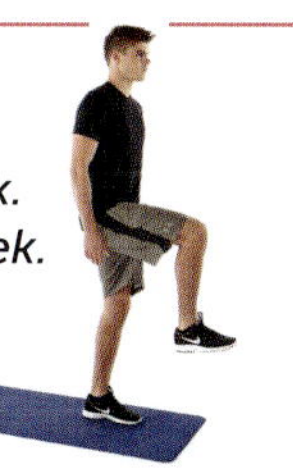
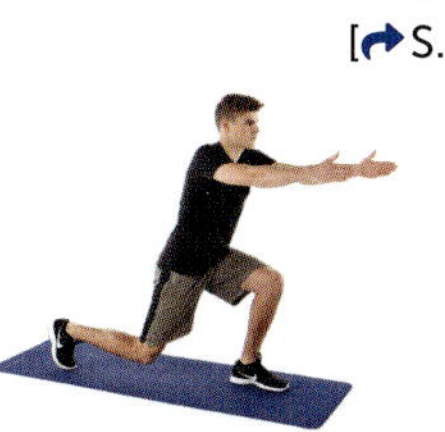

10 **Unterarmstütz** [➦ S. 156]
1-mal, für 20 Sek. halten

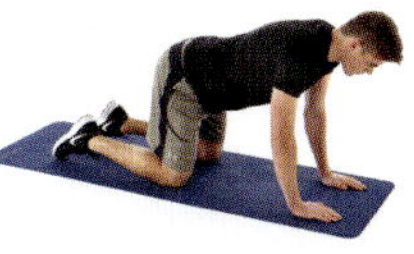
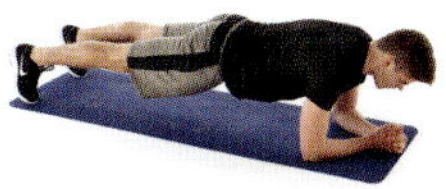

Starte den 2. Durchgang der 8 Übungen

0–10 **Selbsteinschätzung zur Schmerzintensität nachher**

Schmerzprogramm C

Starke Schmerzintensität (Stufe 6 und mehr)

Die starke Schmerzintensität (Stufe 6 und mehr) verlangt die möglichst rasche Linderung deiner Schmerzen. Ebenfalls im Fokus steht im Schmerzprogramm C die Beruhigung deiner betroffenen Strukturen (Muskeln) und deines Nervensystems.

- → Führe zuerst die Selbsteinschätzung durch [➦S. 72].
- → Pro Bewegungsrichtung bei den Übungen brauchst du eine Sekunde, z. B. Beugen = 1 Sek., Strecken = 1 Sek.
- → Beginne mit Übung 1, wiederhole sie so oft wie angegeben, beende sie und starte dann mit der nächsten Übung (Nr. 8).
- → Führe nach Abschluss des Durchgangs erneut die Selbsteinschätzung durch.
- → Dokumentiere deine Selbsteinschätzung im Verlaufsprotokoll [➦S. 67].
- → Wende das gesamte Programm dreimal täglich an, z. B. jeweils morgens, mittags und abends.
- → Führe das Schmerzprogramm C mindestens solange durch, bis deine Schmerzintensität auf unter 5 gesunken ist und wechsle dann zu Schmerzprogramm B.

ZEITBEDARF

5 Minuten

HÄUFIGKEIT

3 mal täglich

(z. B. morgens, mittags und abends)

DAUER PRO BEWEGUNGSRICHTUNG

1 Sekunde

(z. B. Beugen = 1 Sek., Strecken = 1 Sek.)

WIEDERHOLUNGEN

1 Durchgang

ZIEL SCHMERZINTENSITÄT

4 oder geringer

(wechsle dann zu Schmerzprogramm B)

HINWEISE

→ Bitte schaue dir die einzelnen Übungen genau an.
→ Lies bitte sorgfältig die Hinweise und mache dich *(ganz wichtig!)* **praktisch** mit den Übungen vertraut.
→ Führe dazu die Übung ein paarmal aus, sodass sich eine gewisse Vertrautheit und Routine einstellen und du die Programmführung anhand der Icons leicht nachvollziehen kannst.

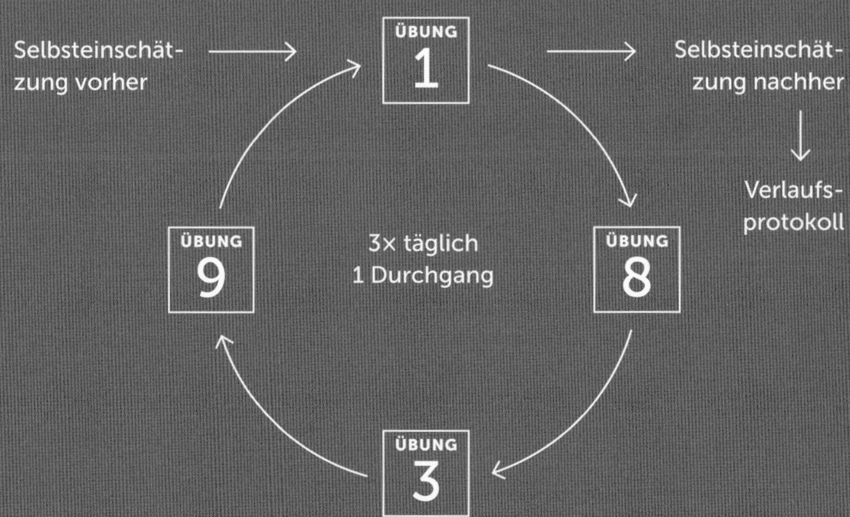

Schmerzprogramm C

Starke Schmerzintensität (Stufe 6 und mehr)

0 [Skala] 10	**Selbsteinschätzung zur Schmerzintensität vorher**
1	**Beckenkippen aus dem Vierfüßlerstand** *20-mal* *Beugung: 1 Sekunde* *Streckung: 1 Sekunde*
8	**Aktivierung der Bauchmuskulatur** *10-mal li/re* *Anheben: 1 Sekunde* *Absenken: 1 Sekunde*
3	**Rotation der Brust- und Lendenwirbelsäule** *10-mal li/re* *Rotation links: 1 Sekunde* *Rotation rechts: 1 Sekunde*
9	**Gezielte Aktivierung der Hüftstreckmuskulatur** *10-mal li/re* *Anheben: 1 Sekunde* *Absenken: 1 Sekunde*
	Führe die Übungen *3-mal täglich* durch
0 [Skala] 10	**Selbsteinschätzung zur Schmerzintensität nachher**

Zeitbedarf ca. 5 Minuten

[➦ S. 138]

[➦ S. 152]

(➦ S. 142)

[➦ S. 154]

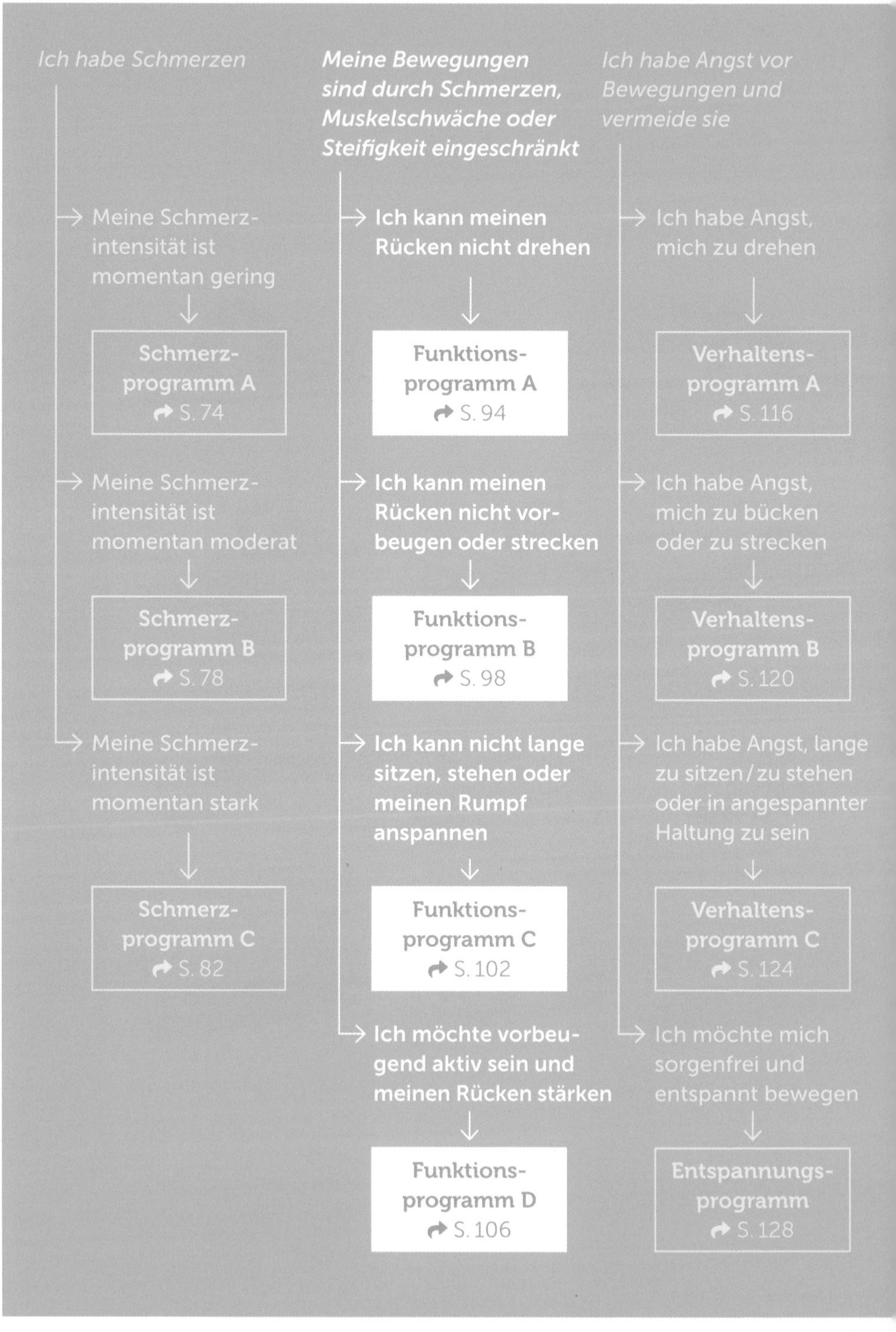

Ich habe Schmerzen

→ Meine Schmerzintensität ist momentan gering

↓

Schmerzprogramm A
S. 74

→ Meine Schmerzintensität ist momentan moderat

↓

Schmerzprogramm B
S. 78

→ Meine Schmerzintensität ist momentan stark

↓

Schmerzprogramm C
S. 82

Meine Bewegungen sind durch Schmerzen, Muskelschwäche oder Steifigkeit eingeschränkt

→ **Ich kann meinen Rücken nicht drehen**

↓

Funktionsprogramm A
S. 94

→ **Ich kann meinen Rücken nicht vorbeugen oder strecken**

↓

Funktionsprogramm B
S. 98

→ **Ich kann nicht lange sitzen, stehen oder meinen Rumpf anspannen**

↓

Funktionsprogramm C
S. 102

→ **Ich möchte vorbeugend aktiv sein und meinen Rücken stärken**

↓

Funktionsprogramm D
S. 106

Ich habe Angst vor Bewegungen und vermeide sie

→ Ich habe Angst, mich zu drehen

↓

Verhaltensprogramm A
S. 116

→ Ich habe Angst, mich zu bücken oder zu strecken

↓

Verhaltensprogramm B
S. 120

→ Ich habe Angst, lange zu sitzen / zu stehen oder in angespannter Haltung zu sein

↓

Verhaltensprogramm C
S. 124

→ Ich möchte mich sorgenfrei und entspannt bewegen

↓

Entspannungsprogramm
S. 128

Das Funktionsprogramm

Kraft, Beweglichkeit und Koordination – diese Komponenten bestimmen, ob dein Rücken „funktioniert". Sind sie eingeschränkt, wirkt sich dies negativ auf alltägliche Bewegungsmuster aus. Du fühlst dich dann z. B. beim Bücken zum Schuhanziehen oder beim Heben einer Getränkekiste zu steif oder zu schwach. Stehen für dich die Beweglichkeit und Kraft deines Rückens im Vordergrund oder sind einzelne Bewegungen schmerzhaft eingeschränkt, dann wähle das „Funktionsprogramm". Damit entwickelst du dich systematisch, bis bis du deine volle Funktionsfähigkeit zurückerlangt hast, die du dann aufrecht erhalten solltest, um Rückfälle zu vermeiden (Vorbeugung). Nach und nach wird der Unterschied zwischen vorher und nachher immer deutlicher. Falls du keinen Vorher-nachher-Unterschied wahrnimmst, sei nicht frustriert – und noch weniger zweifele an den Übungen. Überhaupt: Zweifele nicht an dir! Dann brauchst du einfach mehr Geduld und vielleicht nützt auch eine Informationsauffrischung zu den Funktionen des Rückens [➦S. 15].

Damit du für deine individuelle Beschwerdesituation ein passendes Funktionsprogramm nutzen und deine Erfolge vergleichen kannst, benötigst du zu Beginn immer eine entsprechende Selbsteinschätzung [➦S. 60]. Je nach deiner Selbsteinschätzung wählst du eines der drei Programme (A, B, C). Die Einteilung erfolgt nach deiner Beschwerdeintensität. Wechsle zum Funktionsprogramm D „Vorbeugung", sobald du deine Einschränkungen auf 2 oder weniger reduziert hast und erhalte dadurch deine Beschwerdefreiheit.

Bewegungsmuster

In deinem normalen Alltag führst du ständig unterschiedliche Bewegungsmuster durch, so z. B. das Bücken beim Schuhanziehen, das Aufstehen aus dem Bett, das Heben und Tragen einer Getränkekiste und viele mehr. Ein Bewegungsmuster ist die Kombination aus mehreren Einzelbewegungen. Eine Einzelbewegung wäre z. B. das Beugen deines Kniegelenks. Einzelbewegungen sind im Vergleich zu Bewegungsmustern im Alltag allerdings sehr selten, so beugst du z. B. beim Bücken nicht nur deine Knie-, sondern auch deine Hüftgelenke und deinen Rücken. Damit dir die Zuordnung deiner Beschwerden leichter fällt, haben wir einige für den Alltag typische Beispiele der Bewegungsmuster in drei „Mustergruppen" unterteilt (z. B. „Rotationsmuster").

Rotationsmuster

Das „Rotationsmuster" umfasst Drehbewegungen des Oberkörpers, die im Alltag oft problematisch sein können. Allerdings steht dabei meist nicht die Kraft im Vordergrund, sondern die Beweglichkeit oder die Genauigkeit einer Bewegung, z. B. Bewegungen wie:

- → **Aufstehen aus dem Bett – Problem:** Beweglichkeit und Kraft sind bei der Beugung und der Rotation des Rumpfes schmerzhaft oder durch die muskuläre Schwäche eingeschränkt.
- → **Umdrehen beim Schulterblick („Radfahrerblick") im Auto – Problem:** Der ausführliche, hohe Beweglichkeitsanspruch nach einer längeren körperlichen Ruhephase erlaubt gerade im Auto kaum Bewegungskompensation und ist dadurch vollständig von der Wirbelsäulenbeweglichkeit abhängig.
- → **Aufsetzen eines Rucksacks – Problem:** Die Kombination aus dem relativ schweren Heben eines beladenen Rucksacks und der Rotation der Wirbelsäule beim Aufsetzen des Rucksacks auf den Rücken ist häufig eingeschränkt. Kraft und Beweglichkeit sind dafür notwendig.

Beuge- und Streckmuster

Das „Beuge- und Streckmuster" ist durch kraftaufwendige und oftmals häufig wiederkehrende bzw. länger andauernde Bewegungen gekennzeichnet. Beispiele hierfür sind:

→ **Bücken beim Schuhanziehen – Problem:** Die Beweglichkeit bei der sehr weitläufigen Beugung und der anschließenden Streckung des Rumpfes ist schmerzhaft oder auch schmerzfrei eingeschränkt.

→ **Heben von Gegenständen – Problem:** Der hohe Kraftaufwand der Bein- und der Rumpfmuskulatur bei gleichzeitig koordinativen Ansprüchen (z. B. erfordert das Heben den gleichzeitigen Einsatz von Beinen, Rumpf und Armen) ist unzureichend ausführbar.

→ **Gegenstand weit oberhalb des Kopfes erreichen – Problem:** Bei der Streckung der Wirbelsäule während des Hebens der Arme ist die Beweglichkeit limitiert und die Koordination ungenau.

Statik- und Ausdauermuster

Das „Statik- und Ausdauermuster" zeigt sich an langandauernden, bewegungsarmen Belastungen, die eine „statische" (ausdauernde) Muskelbeanspruchung verlangen, beispielsweise:

→ **Langes Sitzen beim Arbeiten am PC – Problem:** Durch die statische, also die unveränderte Körperhaltung, wird die Wirbelsäule nur in einer Position belastet. Es fehlt der Belastungsausgleich, der z. B. über Bewegungen und Haltungswechsel gelingt. Die langandauernde und einseitige Körperhaltung führt zu Steifigkeit und Schmerzen im unteren Rücken.

→ **Langes Stehen bei der Arbeit oder in der Warteschlange – Problem:** Die einseitige Haltung und der mangelnde Belastungsausgleich durch die langandauernde körperliche Ruhe führen zu Schmerzen und zur Hemmung von daran anschließenden Bewegungen (z. B. Bücken nach dem Stehen).

- **Schrankmöbel verschieben – Problem:** Eine langandauernde Anspannung der Rumpfmuskulatur ist notwendig, um den Rumpf zu stabilisieren, und erfordert sowohl eine ausdauernde als auch eine kräftige Muskulatur. Durch eine abgeschwächte Muskelkraft kann das Bewegungsmuster eingeschränkt sein.

Bestimmung des IST-Zustands und Auswahl deines Funktionsprogramms

- Führe zunächst die Selbsteinschätzung durch [➦S. 60], indem du für deine Einschränkungen bei den neun Bewegungsmustern das Niveau beurteilst.
- Wenn du die reale Situation dazu nicht zur Verfügung hast, können die Muster auch in einem „Als-ob-Bewegungsablauf" getestet werden. Achte dann bitte auf ein möglichst „naturgetreues" Abbild.
- Richte deine Selbsteinschätzung auf deine **momentane** Bewegungseinschränkung (z. B. Steifigkeit, Schwäche, Schmerz während der Bewegung).
- Definiere deine Einschränkungsintensität mit einer für dich zutreffenden Zahl zwischen **0** (keine Steifigkeit, Schwäche oder Schmerz) und **10** (maximale Steifigkeit, Schwäche oder Schmerz).
- Das Bewegungsmuster mit dem höchsten Beschwerdeniveau ist für die Auswahl des für dich passenden Funktionsprogramms maßgebend [➦Tab. 5] – entweder Funktionsprogramm A (Rotation), B (Beugen und Strecken), oder C (Statik und Ausdauer). Das Funktionsprogramm D dient dann nachrangig der Vorbeugung.

→ Um den Verlauf deiner Beschwerden und den Trainingserfolg später besser überprüfen zu können, trägst du deine Selbsteinschätzung in das Verlaufsprotokoll ein [→S. 67].

Rotationsmuster	**0–10**
Aufstehen aus Rückenlage, z. B. aus dem Bett	3
Umdrehen wie beim Schulterblick im Auto	7
Aufsetzen eines Rucksacks oder einer Schultertasche	
Beuge- und Streckmuster	**0–10**
Bücken und Aufrichten, z. B. beim Schuhanziehen	4
(Auf-)Heben von Gegenständen	
Nach-oben-Strecken, z. B. beim Greifen eines hochgestellten Gegenstands (Buch, Geschirr, Kleidung)	
Statik- und Ausdauermuster	**0–10**
Längeres Sitzen, z. B. am PC-Arbeitsplatz	
Längeres Stehen, z. B. bei der Arbeit oder in der Warteschlange	
Langanhaltende Rumpfanspannung, z. B. längeres kräftiges Drücken gegen eine Wand, beim Verschieben von Möbeln oder Halten von schweren Arbeitsgeräten	

Tab. 5 Patientenbeispiel zur Selbsteinschätzung der Funktionseinschränkung. Die eingeschränkten Bewegungen des Rückens durch mangelnde Kraft, Beweglichkeit oder Koordination werden anhand von Bewegungsmustern in drei Mustergruppen erfasst.

Anwendungsbeispiel: Selbsteinschätzung der Rückenfunktionalität für die Programmauswahl

Du hast z. B. Beschwerden beim Aufstehen aus dem Bett und definierst diese mit **3** (Rotationsmuster), dazu kommen Einschränkungen beim Anziehen deiner Schuhe, die du mit **4** definierst (Beuge- und Streckmuster). Außerdem hast du Beschwerden beim Umdrehen wie beim Schulterblick im Auto, die du mit Stufe **7** bezifferst (Rotationsmuster).

Somit musst du dich für Funktionsprogramm A entscheiden, das genau zur Therapie dieser vorrangigen Einschränkung (Rotation) entwickelt wurde, d. h., die höchste Ziffer, die du bei deiner ersten Selbsteinschätzung vergibst, bestimmt die Programmwahl. Bei der Selbsteinschätzung im Trainingsverlauf, die du vor und nach jeder Durchführung des Übungsprogramms aufschreibst, überprüfst du dann immer nur genau das Bewegungsmuster, das auch die Programmwahl bestimmt hat – in diesem Fall den Schulterblick.

⚠ Warnhinweis

Sollten sich deine Beschwerden (Steifigkeit, Schwäche) deutlich verschlechtern (Zunahme bis auf Stufe 8 oder mehr, siehe Warnzeichen S. 34), dann zögere nicht, umgehend ärztliche Hilfe in Anspruch zu nehmen. Manchmal sind Dinge doch komplizierter.

Noch etwas zu den Übungen

Wir haben die Programme getestet – und zwar an den Menschen, die wir täglich behandeln. Unsere Patienten versichern, dass ihnen diese Programme geholfen haben.

Funktionsprogramm A – Rotation

Das Funktionsprogramm A ermöglicht dir, deine Funktionseinschränkungen bei Rotationsbewegungen, wie z. B. beim morgendlichen Aufstehen, zu verbessern. Steifigkeit soll reduziert und deine Kraft gestärkt werden, damit du die Drehbewegungen des Rückens wieder beschwerdefrei ausführen kannst.

- Führe zuerst die Selbsteinschätzung für das Rotationsmuster durch, das dir die meisten Beschwerden verursacht hat, z. B. den Schulterblick im Auto. Wenn du die reale Situation dazu nicht zur Verfügung hast, können die Bewegungsmuster auch in einem „Als-ob-Bewegungsablauf" getestet werden. Achte dann bitte auf ein möglichst „naturgetreues" Abbild [➦S. 91].
- Pro Bewegungsrichtung bei den Übungen brauchst du eine Sekunde, z. B. Beugen = 1 Sek., Strecken = 1 Sek.
- Beginne mit Übung 2, wiederhole sie so oft wie angegeben, beende sie und starte dann mit der nächsten Übung (Nr. 3).
- Erst wenn du alle fünf Übungen gemacht hast, wiederholst du das gesamte Funktionsprogramm A ein weiteres Mal.
- Führe nach Abschluss des 2. Durchgangs erneut die Selbsteinschätzung durch.
- Dokumentiere deine Selbsteinschätzung [➦S. 67].
- Wende das gesamte Programm jeden zweiten Tag einmal an, z. B. morgens, mittags oder abends.
- Führe das Funktionsprogramm A mindestens solange durch, bis deine Funktionseinschränkung auf 2 oder weniger gesunken ist. Wechsle danach zum Funktionsprogramm D [➦S. 106].

ZEITBEDARF

15 Minuten

HÄUFIGKEIT

alle 2 Tage

(z. B. morgens, mittags oder abends)

DAUER PRO BEWEGUNGSRICHTUNG

1 Sekunde

(z. B. Beugen = 1 Sek., Strecken = 1 Sek.)

WIEDERHOLUNGEN

2 Durchgänge

ZIEL BESCHWERDEINTENSITÄT

2 oder geringer

(wechsle danach zum Funktionsprogramm D)

HINWEISE

→ Bitte schaue dir die einzelnen Übungen genau an.
→ Lies bitte sorgfältig die Hinweise und mache dich *(ganz wichtig!)* **praktisch** mit den Übungen vertraut.
→ Führe dazu die Übung ein paarmal aus, sodass sich eine gewisse Vertrautheit und Routine einstellen und du die Programmführung anhand der Icons leicht nachvollziehen kannst.

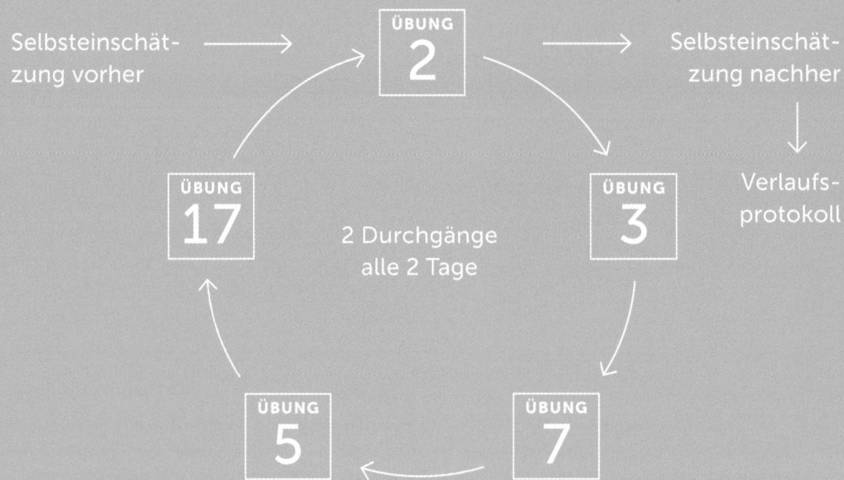

Funktionsprogramm A

Rotation

0–10 Selbsteinschätzung zur Bewegungseinschränkung vorher

2 **Beckenkippen im Stand**
10-mal
Beugung: 1 Sekunde
Streckung: 1 Sekunde

3 **Rotation der Brust- und Lendenwirbelsäule**
10-mal li/re
Rotation links: 1 Sekunde
Rotation rechts: 1 Sekunde

7 **Rotation der Lendenwirbelsäule**
10-mal li/re
Rotation nach rechts: 1 Sekunde
Rotation nach links: 1 Sekunde

5 **Superman**
10-mal li/re
Ausstrecken: 1 Sekunde
Beugen und Zusammenführen: 1 Sekunde

oder Übung 6 „Superman mit Gymnastikball" [→ S. 148]

17 **Heben (Kreuzheben)**
10-mal
Absinken: 1 Sekunde
Aufrichten: 1 Sekunde

Starte den 2. Durchgang der 5 Übungen

0–10 Selbsteinschätzung zur Bewegungseinschränkung nachher

Zeitbedarf ca. 15 Minuten

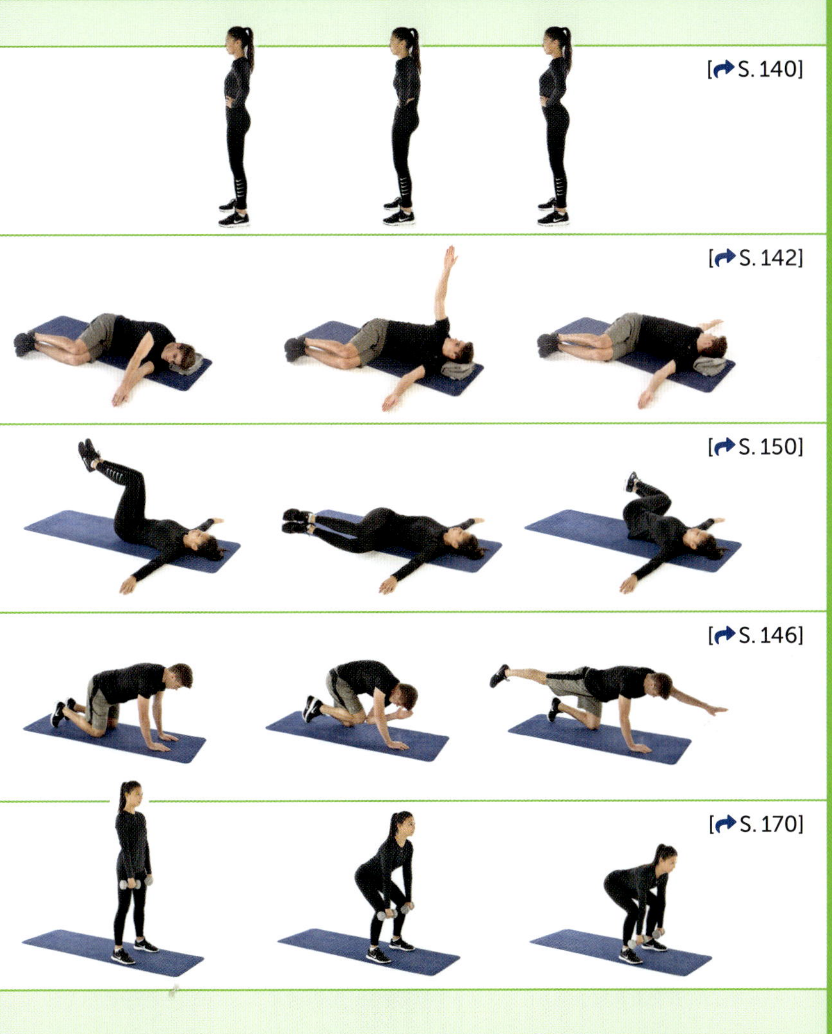

[➦S. 140]

[➦S. 142]

[➦S. 150]

[➦S. 146]

[➦S. 170]

Funktionsprogramm B – Beugen und Strecken

Das Funktionsprogramm B reduziert deine Funktionseinschränkungen bei Beuge- und Streckbewegungen der Wirbelsäule. Hierzu zählen alltägliche Bewegungsmuster wie z. B. das Heben von Einkaufstaschen. Im Vordergrund stehen die Reduktion deiner Steifigkeit und die Verbesserung deiner Kraft.

- Führe zuerst die Selbsteinschätzung für das Beuge- und Streckmuster durch, das dir die meisten Beschwerden verursacht hat, z. B. das Vorbeugen und Aufrichten beim Schuhanziehen. Wenn du die reale Situation dazu nicht zur Verfügung hast, können die Bewegungsmuster auch in einem „Als-ob-Bewegungsablauf" getestet werden. Achte dann bitte auf ein möglichst „naturgetreues" Abbild [➦S. 91].
- Pro Bewegungsrichtung bei den Übungen brauchst du eine Sekunde, z. B. Beugen = 1 Sek., Strecken = 1 Sek.
- Beginne mit Übung 2, wiederhole sie so oft wie angegeben, beende sie und starte dann mit der nächsten Übung (Nr. 5).
- Erst wenn du alle sechs Übungen gemacht hast, wiederholst du das gesamte Funktionsprogramm B ein weiteres Mal.
- Führe nach Abschluss des 2. Durchgangs erneut die Selbsteinschätzung durch.
- Dokumentiere deine Selbsteinschätzung [➦S. 67].
- Wende das gesamte Programm jeden zweiten Tag einmal an, z. B. morgens, mittags oder abends.
- Führe das Funktionsprogramm B mindestens so lange durch, bis deine Funktionseinschränkung auf 2 oder weniger gesunken ist. Wechsle danach zum Funktionsprogramm D [➦S. 106].

ZEITBEDARF

16 Minuten

HÄUFIGKEIT

alle 2 Tage

(z. B. morgens, mittags oder abends)

DAUER PRO BEWEGUNGSRICHTUNG

1 Sekunde

(z. B. Beugen = 1 Sek., Strecken = 1 Sek.)

WIEDERHOLUNGEN

2 Durchgänge

ZIEL BESCHWERDEINTENSITÄT

2 oder geringer

(wechsle danach zum Funktionsprogramm D)

HINWEISE

→ Bitte schaue dir die einzelnen Übungen genau an.
→ Lies bitte sorgfältig die Hinweise und mache dich *(ganz wichtig!)* **praktisch** mit den Übungen vertraut.
→ Führe dazu die Übung ein paarmal aus, sodass sich eine gewisse Vertrautheit und Routine einstellen und du die Programmführung anhand der Icons leicht nachvollziehen kannst.

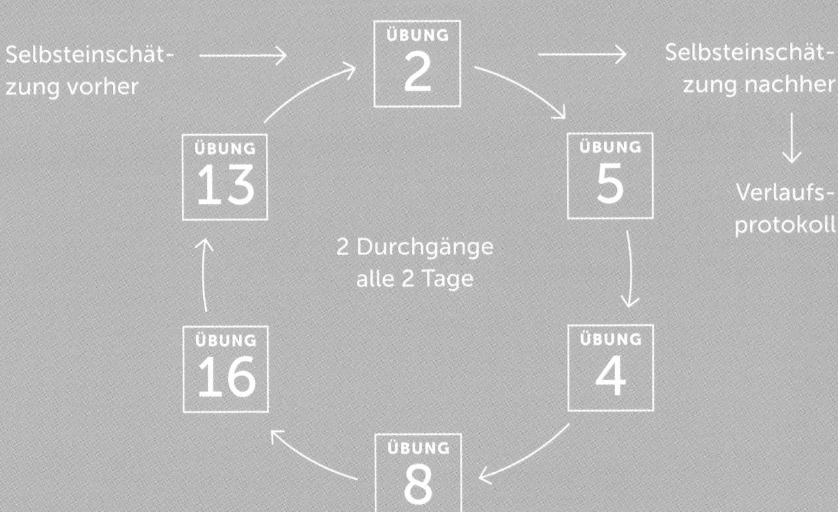

Funktionsprogramm B

Beugen/Strecken

0–10	**Selbsteinschätzung zur Bewegungseinschränkung vorher**
2	**Beckenkippen im Stand** *10-mal* *Beugung: 1 Sekunde* *Streckung: 1 Sekunde*
5	**Superman** *10-mal li/re* *Ausstrecken: 1 Sekunde* *Beugen und Zusammenführen: 1 Sekunde* *(oder Übung 6 „Superman mit Gymnastikball")* [➜S. 148]
4	**Kobra** *10-mal* *Beugung: 1 Sekunde* *Streckung: 1 Sekunde*
8	**Aktivierung der Bauchmuskulatur** *10-mal li/re* *Anheben: 1 Sekunde* *Absenken: 1 Sekunde*
16	**Kniebeuge** *10-mal* *Beugung: 1 Sekunde* *Streckung: 1 Sekunde*
13	**Standwaage** *10-mal li/re* *Vorlehnen: 1 Sekunde* *Aufrichten: 1 Sekunde*
	Starte den 2. Durchgang der 6 Übungen
0–10	**Selbsteinschätzung zur Bewegungseinschränkung nachher**

Zeitbedarf ca. 16 Minuten

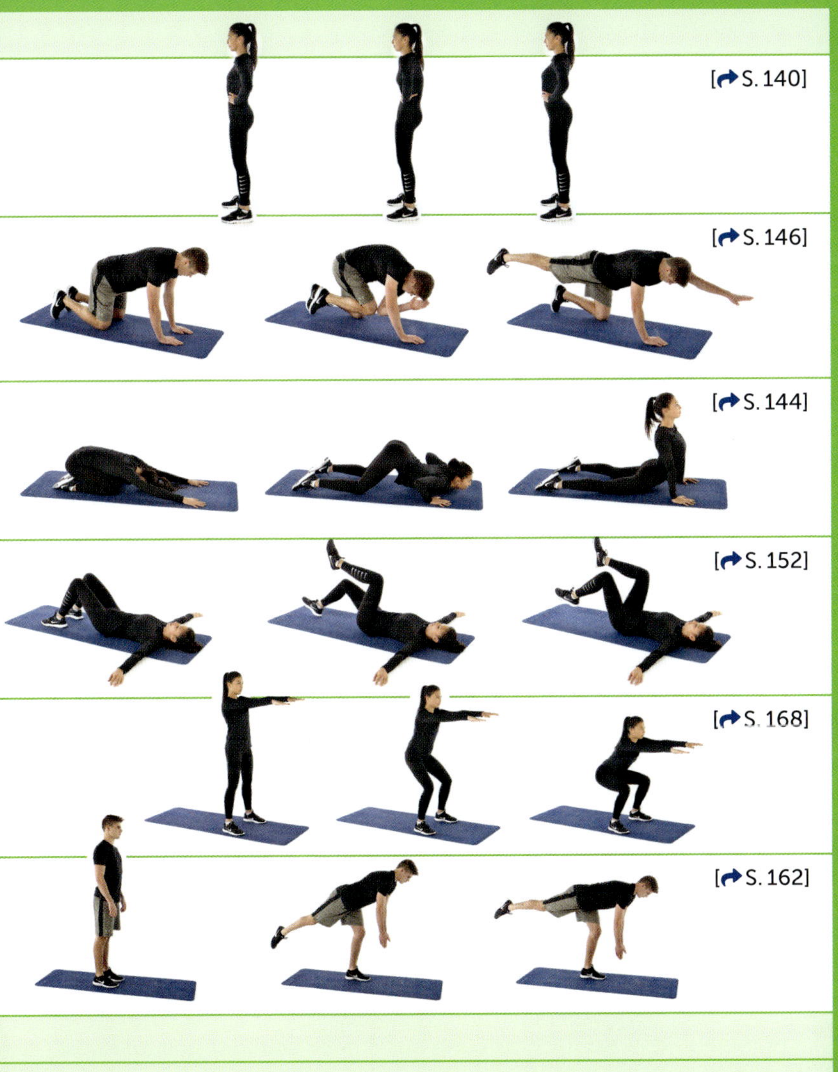

Funktionsprogramm C – Statik und Ausdauer

Das Funktionsprogramm C hilft dir, deine Funktionseinschränkungen bei Statik- und Ausdauerbelastungen zu lindern. Hierzu zählen alltägliche Beanspruchungen, wie z. B. längeres Sitzen oder Stehen beim Arbeiten. Deine Ausdauerfähigkeit und deine statische Kraftfähigkeit werden verbessert.

- Führe zuerst die Selbsteinschätzung für das Statik-und Ausdauermuster durch, das dir die meisten Beschwerden verursacht hat, ggf. in einem „Als-ob-Bewegungsablauf“ oder indem du deine letzte konkrete Situation im Tagesgeschehen wie z. B. das Sitzen am PC zur Bewertung heranziehst [➦S. 91].
- Pro Bewegungsrichtung bei den Übungen brauchst du eine Sekunde, z. B. Beugen = 1 Sek., Strecken = 1 Sek.
- Bei den Holdings hältst du eine Körperposition für längere Zeit. Die Holding-Durchgänge führst du bitte entsprechend der Beschreibung im Funktionsprogramm C durch [➦S. 104].
- Beginne mit Übung 2, wiederhole sie so oft wie angegeben, beende sie und starte dann mit der nächsten Übung (Nr. 4).
- Erst wenn du alle sechs Übungen gemacht hast, wiederholst du das gesamte Funktionsprogramm C ein weiteres Mal.
- Führe nach Abschluss des 2. Durchgangs erneut die Selbsteinschätzung durch.
- Dokumentiere deine Selbsteinschätzung [➦S. 67].
- Wende das gesamte Programm jeden zweiten Tag einmal an, z. B. morgens, mittags oder abends.
- Führe das Funktionsprogramm C mindestens solange durch, bis deine Funktionseinschränkung auf 2 oder weniger gesunken ist. Wechsle danach zum Funktionsprogramm D [➦S. 106].

ZEITBEDARF

16 Minuten

HÄUFIGKEIT

alle 2 Tage

(z. B. morgens, mittags oder abends)

DAUER PRO BEWEGUNGSRICHTUNG

1 Sekunde

(z. B. Beugen = 1 Sek., Strecken = 1 Sek.)

WIEDERHOLUNGEN

2 Durchgänge

ZIEL BESCHWERDEINTENSITÄT

2 oder geringer

(wechsle danach zum Funktionsprogramm D)

HINWEISE

- → Bitte schaue dir die einzelnen Übungen genau an.
- → Lies bitte sorgfältig die Hinweise und mache dich *(ganz wichtig!)* **praktisch** mit den Übungen vertraut.
- → Führe dazu die Übung ein paarmal aus, sodass sich eine gewisse Vertrautheit und Routine einstellen und du die Programmführung anhand der Icons leicht nachvollziehen kannst.

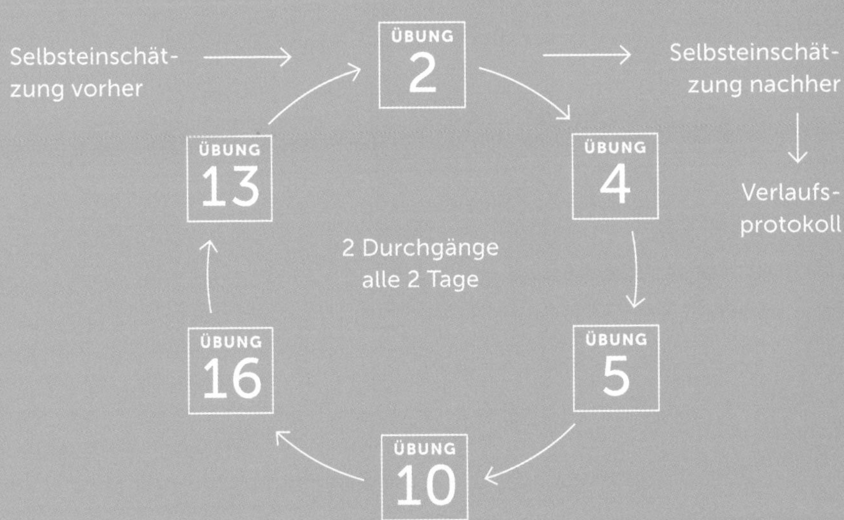

Funktionsprogramm C

Statik / Ausdauer

0–10	**Selbsteinschätzung zur Bewegungseinschränkung vorher**
2	**Beckenkippen im Stand** *10-mal* *Beugung: 1 Sekunde* *Streckung: 1 Sekunde*
4	**Kobra** *2-mal jeweils 30 Sek. die aufgerichtete Oberkörperposition halten* *Beugung: 1 Sekunde* *Streckung: 1 Sekunde*
5	**Superman** *(oder Übung 6 „Superman mit Gymnastikball")* *2-mal li/re, jeweils 30 Sek. gestrecktes Bein und gestreckten Arm halten* *Ausstrecken: 1 Sekunde* *Beugen und Zusammenführen: 1 Sekunde*
10	**Unterarmstütz** *1-mal 30 Sek. die Unteramrstützposition halten*
16	**Kniebeuge** *2-mal, jeweils 30 Sek. an tiefster Position halten* *Beugung: 1 Sekunde* *Streckung: 1 Sekunde*
13	**Standwaage** *2-mal li/re, jeweils 30 Sek. die vorgelehnte Position halten* *Vorlehnen: 1 Sekunde* *Aufrichten: 1 Sekunde*
	Starte den 2. Durchgang der 6 Übungen
0–10	**Selbsteinschätzung zur Bewegungseinschränkung nachher**

Zeitbedarf ca. 16 Minuten

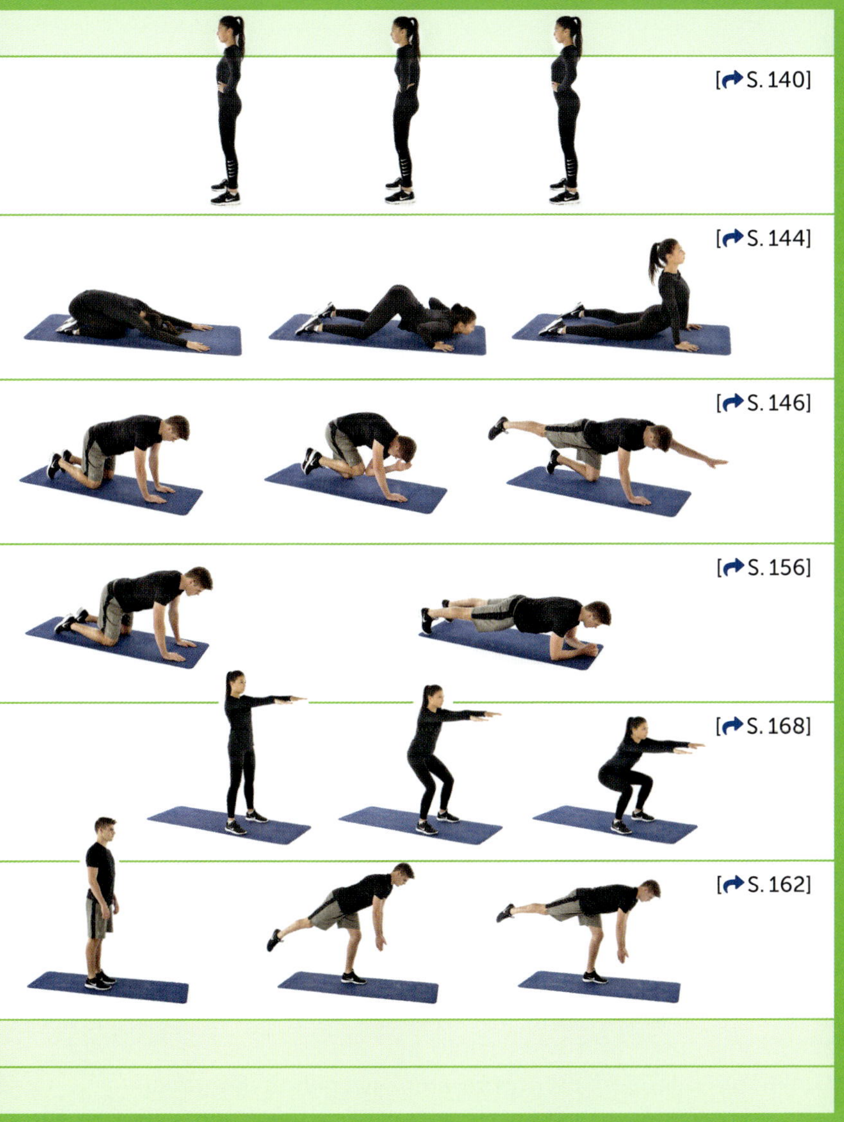

[➦ S. 140]

[➦ S. 144]

[➦ S. 146]

[➦ S. 156]

[➦ S. 168]

[➦ S. 162]

Funktionsprogramm D – Vorbeugung

Das Funktionsprogramm D ermöglicht dir eine nachhaltige Rückengesundheit. Wende es erst an, wenn deine Funktionsbeschwerden unter Niveau 2 gesunken sind oder du keine Beschwerden hast. Beachte hierfür deine Selbsteinschätzung [➦S. 90]. Der Schwerpunkt des Programms ist die langfristige Optimierung deiner Rückenbelastbarkeit durch den Aufbau von Beweglichkeit, Kraft und Ausdauer.

- Pro Bewegungsrichtung bei den Übungen brauchst du eine Sekunde, z. B. Beugen = 1 Sek., Strecken = 1 Sek.
- Bei den Holdings hältst du eine Körperposition für längere Zeit. Die Holding-Durchgänge führst du bitte entsprechend der Beschreibung im Funktionsprogramm D durch [➦S. 108 f.].
- Beginne mit Übung 2, wiederhole sie so oft wie angegeben, beende sie und starte dann mit der nächsten Übung (Nr. 3).
- Erst wenn du alle 10 Übungen gemacht hast, wiederholst du das gesamte Funktionsprogramm D zwei weitere Male.
- Wende das gesamte Programm zweimal pro Woche an, z. B. dienstags und freitags.

Achtung: Eine häufigere Anwendung als hier empfohlen erhöht das Risiko einer Überlastung oder das Gefühl von Langeweile. Wenn du es zu selten anwendest, verringert sich die Effektivität. Führe das Programm also nach den Empfehlungen durch! Solltest du dennoch erneut Beschwerden spüren, führe eine entsprechende Selbsteinschätzung durch und wiederhole ggf. ein spezifisches Schmerz-, Funktions- oder Verhaltensprogramm aus diesem Ratgeber.

ZEITBEDARF

40 Minuten

HÄUFIGKEIT

2 mal pro Woche
(z. B. dienstags und freitags)

DAUER PRO BEWEGUNGSRICHTUNG

1 Sekunde
(z. B. Beugen = 1 Sek., Strecken = 1 Sek.)

WIEDERHOLUNGEN

3 Durchgänge

HINWEISE

→ Bitte schaue dir die einzelnen Übungen genau an.
→ Lies bitte sorgfältig die Hinweise und mache dich *(ganz wichtig!)* **praktisch** mit den Übungen vertraut.
→ Führe dazu die Übung ein paarmal aus, sodass sich eine gewisse Vertrautheit und Routine einstellen und du die Programmführung anhand der Icons leicht nachvollziehen kannst.
→ Neben der Anwendung dieses Programms solltest du die Mythen über Rückenschmerzen kennen und auf deinen Lebensstil achten. Du findest ausführliche Informationen hierfür im Kapitel „Lebensführung" [S. 49].

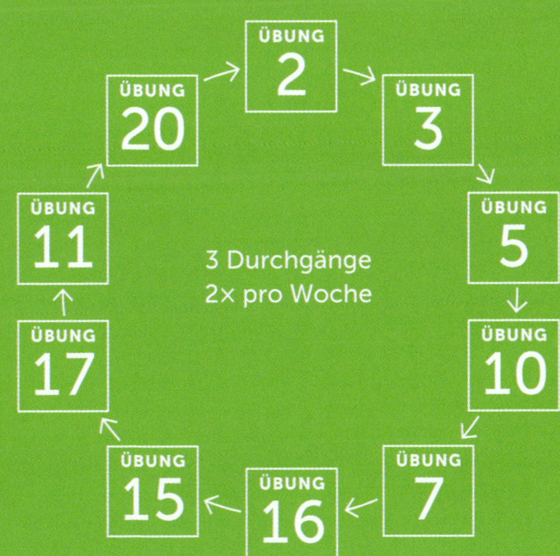

Funktionsprogramm D

Vorbeugung (*Beachte* die Hinweise zum Halten und zur Atemtechnik)

2 **Beckenkippen im Stand**
10-mal
[S. 140]

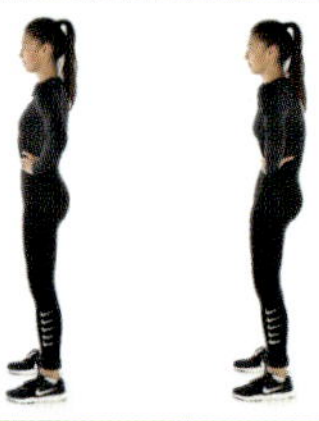
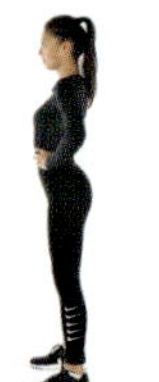

3 **Rotation der Brust- und Lendenwirbelsäule**
10-mal li/re
[S. 142]

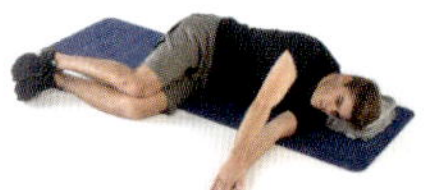
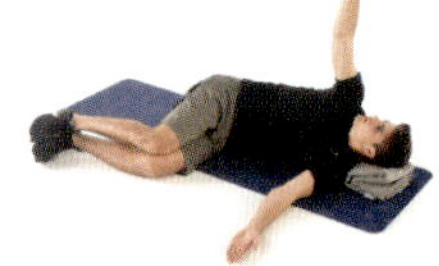
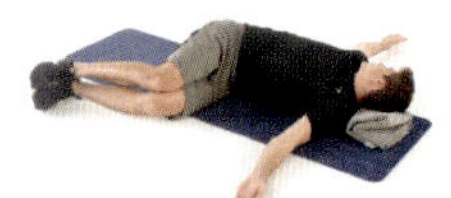

5 **Superman** *(oder Übung 6)* [S. 148]
10-mal li/re, im letzten Durchgang jeweils 30 Sek. Arm und Bein ausgestreckt halten
[S. 146]

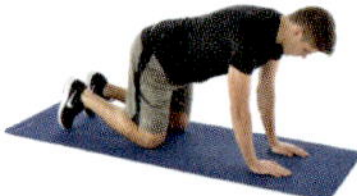
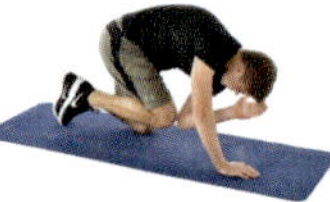
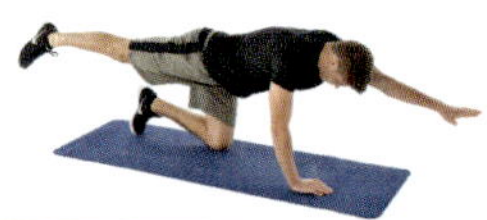

10 **Unterarmstütz**
1-mal, 60 Sek. halten
[S. 156]

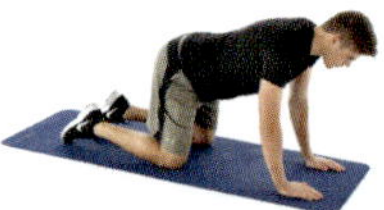
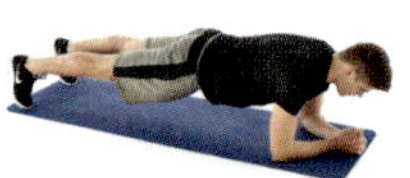

7 **Rotation der Lendenwirbelsäule**
10-mal li/re
[S. 150]

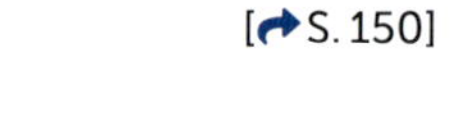
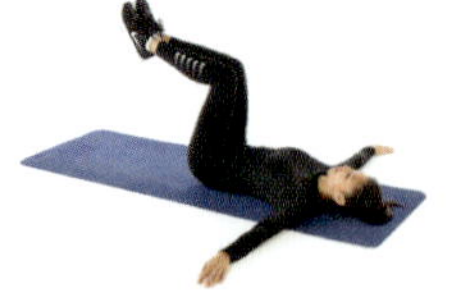
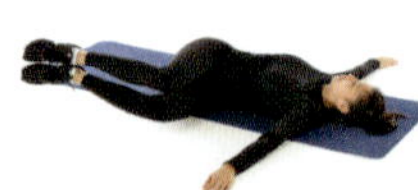
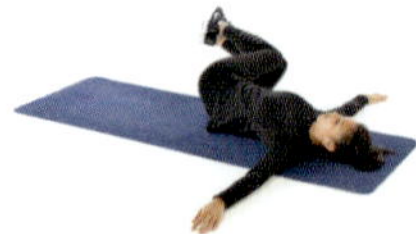

Zeitbedarf ca. 40 Minuten

16 **Kniebeuge**
20-mal,
im letzten Durchgang 30 Sek. an tiefster Position halten

[➜S. 168]

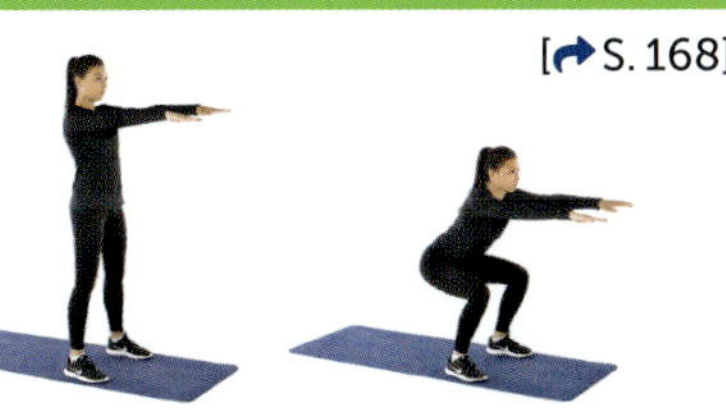

15 **Ausfallschritt mit Seitneigung des Oberkörpers**
10-mal li/re

[➜S. 166]

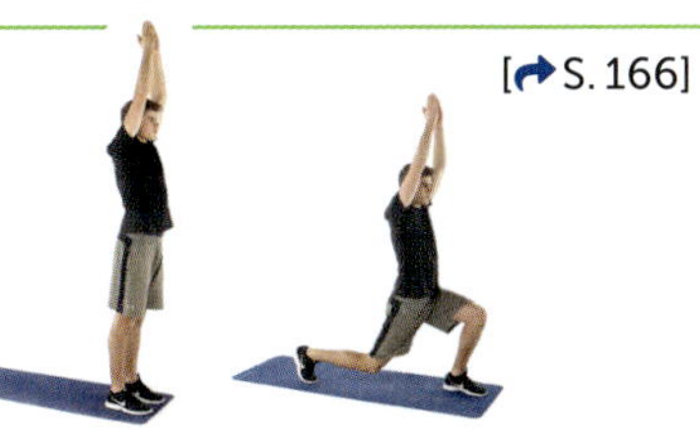

17 **Heben (Kreuzheben)**
10-mal

[➜S. 170]

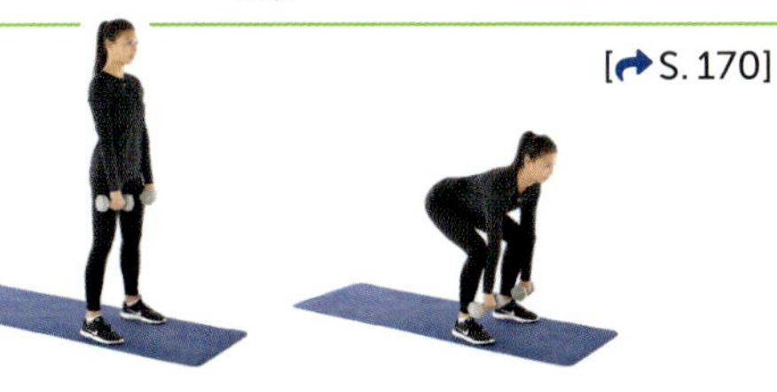

11 **Wandliegestütz**
(oder Übung 12 „Liegestütz“) [➜S. 160]
10-mal

[➜S. 158]

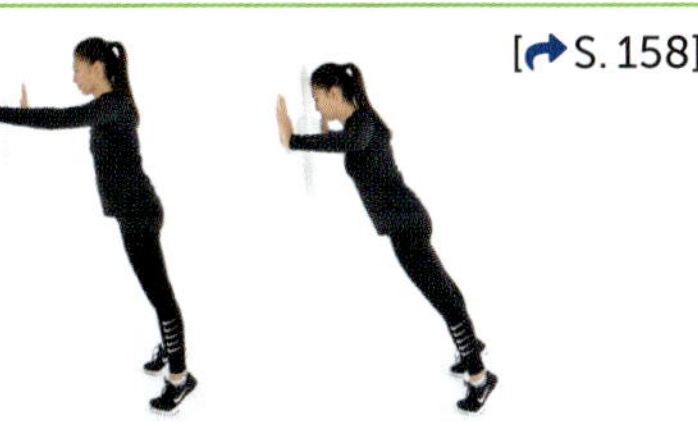

20 **Kobra mit Atemtechnik**
3-mal

[➜S. 176]

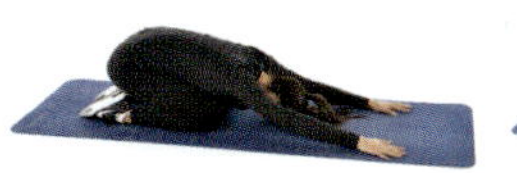
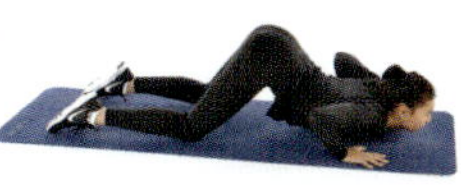
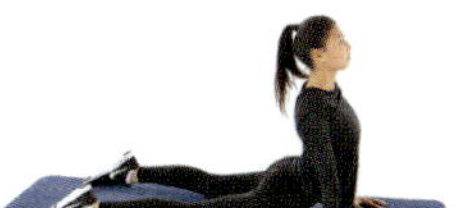

Starte den 2. und 3. Durchgang der 10 Übungen

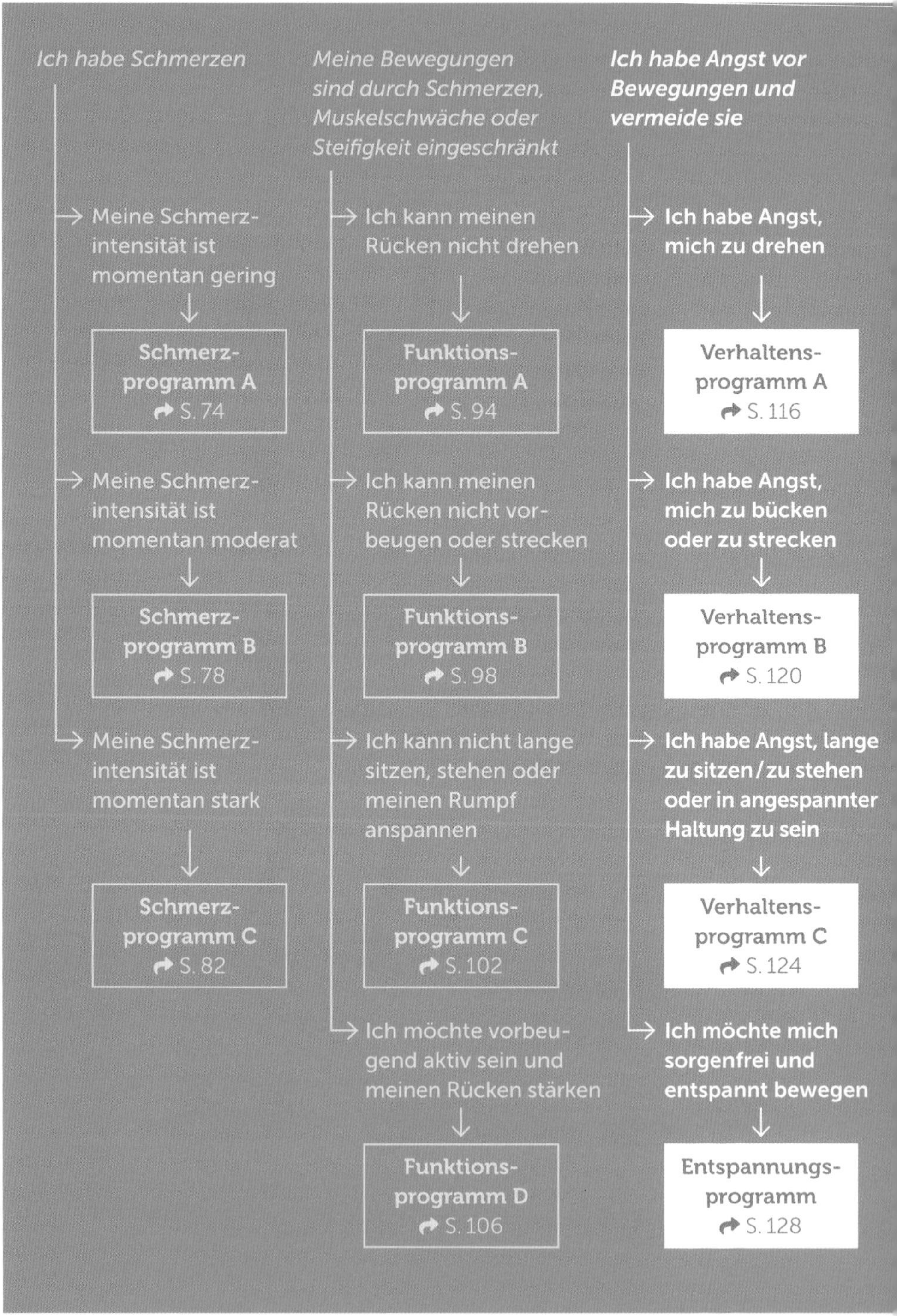

Ich habe Schmerzen

- Meine Schmerzintensität ist momentan gering
  ↓
  Schmerzprogramm A ➦ S. 74
- Meine Schmerzintensität ist momentan moderat
  ↓
  Schmerzprogramm B ➦ S. 78
- Meine Schmerzintensität ist momentan stark
  ↓
  Schmerzprogramm C ➦ S. 82

Meine Bewegungen sind durch Schmerzen, Muskelschwäche oder Steifigkeit eingeschränkt

- Ich kann meinen Rücken nicht drehen
  ↓
  Funktionsprogramm A ➦ S. 94
- Ich kann meinen Rücken nicht vorbeugen oder strecken
  ↓
  Funktionsprogramm B ➦ S. 98
- Ich kann nicht lange sitzen, stehen oder meinen Rumpf anspannen
  ↓
  Funktionsprogramm C ➦ S. 102
- Ich möchte vorbeugend aktiv sein und meinen Rücken stärken
  ↓
  Funktionsprogramm D ➦ S. 106

Ich habe Angst vor Bewegungen und vermeide sie

- **Ich habe Angst, mich zu drehen**
  ↓
  Verhaltensprogramm A ➦ S. 116
- **Ich habe Angst, mich zu bücken oder zu strecken**
  ↓
  Verhaltensprogramm B ➦ S. 120
- **Ich habe Angst, lange zu sitzen / zu stehen oder in angespannter Haltung zu sein**
  ↓
  Verhaltensprogramm C ➦ S. 124
- **Ich möchte mich sorgenfrei und entspannt bewegen**
  ↓
  Entspannungsprogramm ➦ S. 128

Das Verhaltensprogramm

Stehen für dich Sorgen und Furcht vor der Ausführung von Bewegungen im Vordergrund, die mit der Belastung deines Rückens einhergehen? Wenn ja, dann hilft dir das Verhaltensprogramm.

Das Verhaltensprogramm bezieht sich auf die psychische Verarbeitung deiner Sorgen und Ängste in Bezug auf deine Rückenbelastungen. Darunter verstehen wir die verschiedenen Bewegungsmuster, auf die du in deinem Alltag regelmäßig angewiesen bist, so z. B. das Heben einer Getränkekiste. Aufgrund der Sorge vor Verletzungen oder Schmerzen kann es sein, dass du langfristig jede Form einer solchen Belastung vermeidest. Allein schon der Gedanke an Bewegungen oder Tätigkeiten, wie z. B. das Sitzen am PC-Arbeitsplatz, kann zu einer mentalen Blockade führen.

Die nachfolgenden Übungsprogramme sollen dir dazu verhelfen, das Selbstvertrauen aufzubauen, das du benötigst, um deinen Rücken wieder vollständig belasten zu können. Deine Befürchtungen und Ängste werden dadurch reduziert und deine Belastbarkeit gesteigert. Ebenfalls sorgen sie dafür, dass du deine alltäglichen Belastungen durch z. B. gezielte Entspannungsmaßnahmen besser zu bewältigen lernst.

Damit du für deine individuelle Beschwerdesituation ein passendes Verhaltensprogramm nutzen und deine Erfolge vergleichen kannst, benötigst du zu Beginn immer eine entsprechende Selbsteinschätzung [➦S. 60]. Je nach deiner Selbsteinschätzung wählst du eines der drei Programme (A, B, C). Die Einteilung erfolgt nach deiner Beschwerdeintensität.

Dein Weg zu mentaler Stärke und mehr Belastbarkeit **ist ein stufenweiser Prozess,** der sich über einen längeren Zeitraum erstrecken kann. Du bereitest also nicht nur deinen Rücken, sondern dein gesamtes Verhalten Schritt für Schritt auf neue Belastungen und vor allem den Umgang mit Belastungen vor.

Und noch etwas zu den Übungen! Wir haben die Programme getestet – und zwar an den Menschen, die wir täglich behandeln. Unsere Patienten versichern, dass ihnen diese Programme geholfen haben.

Bewegungsmuster

In deinem normalen Alltag führst du ständig unterschiedliche Bewegungsmuster durch, so z. B. das Bücken beim Schuhanziehen, das Aufstehen aus dem Bett, das Heben und Tragen einer Getränkekiste und viele mehr. Manchmal ist allein der Gedanke an ein solches Bewegungsmuster für dich bereits besorgniserregend. Du denkst z. B. vor dem Heben einer vollen Gießkanne oder einer schweren Einkaufstasche an die dabei notwendige Streckung deines Rückens und befürchtest, dich dabei zu verletzen. Darum ist es wichtig, dass du dich mit den spezifischen Bewegungsmustern auseinandersetzt. So erhältst du die perfekte Grundlage, um deine Belastungsangst systematisch und zielorientiert zu überwinden. Wir haben drei „Mustergruppen“ mit jeweils drei typischen Bewegungsmustern definiert.

Rotationsmuster

Das Rotationsmuster umfasst Drehbwegungen deines Rückens und ist Bestandteil von vielen alltäglichen Aktivitäten. Oftmals werden Rotationen von Patienten als besorgniserregend empfunden, weil sie als strukturschädigend und schmerzauslösend gedeutet werden. Hier unsere drei Beispiele:

- Aufstehen aus dem Bett
- Schulterblick nach hinten („Radfahrerblick") beim Autofahren
- Aufsetzen eines Rucksacks

Beuge- und Streckmuster

Das Beuge- und Streckmuster ist durch kraftaufwendige und oftmals häufig wiederkehrende bzw. länger andauernde Bewegungen gekennzeichnet. Der große Kraftbedarf bei solchen Bewegungen wird oft mit einer enormen Belastung der Wirbelsäule, der Bandscheiben und der Nervenwurzeln gleichgesetzt. Es entsteht die falsche Annahme, dass die Belastung diese Strukturen schädigt. Beispiele hierfür sind:

- Bücken beim Schuhanziehen
- (Auf-)Heben von Gegenständen
- Gegenstand weit oberhalb des Kopfes erreichen

Statik- und Ausdauermuster

Das Statik- und Ausdauermuster zeigt sich an langandauernden, bewegungsarmen Belastungen, die eine „statische" (ausdauernde) Muskelbeanspruchung verlangen. Es entsteht dabei nicht selten die Überzeugung, dass langanhaltende Belastungen dieser Art sich zwangsläufig negativ auf die Haltung auswirken oder Verletzungen an der Wirbelsäule hervorrufen, was nicht den Fakten entspricht. Beispiele hierfür sind:

- Längeres Sitzen (z. B. Arbeiten am PC-Arbeitsplatz)
- Längeres Stehen (bei der Arbeit oder in der Warteschlange)
- Langanhaltende Rumpfanspannung, z. B. längeres kräftiges Drücken gegen eine Wand oder beim Verschieben von Möbeln

Bestimmung des IST-Zustands und Auswahl deines Verhaltensprogramms

- Führe zunächst die Selbsteinschätzung durch, indem du bei allen neun Bewegungsmustern die Stärke deiner Belastungsängste beurteilst [S. 60].
- Beschreibe deine jeweilige Belastungsangst mit einer für dich zutreffenden Zahl zwischen **0** (keine Sorgen/Ängste) und **10** (maximale Sorgen/Ängste).
- Das Bewegungsmuster, vor dem du die größte Belastungsangst empfindest, bestimmt die Wahl deines Verhaltensprogramms – entweder Verhaltensprogramm A (Rotation), B (Beugen/Strecken) oder C (Statik/Ausdauer). Das Entspannungsprogramm [S. 128] dient dann nachrangig der Vorbeugung.
- Um die Entwicklung deiner Belastungsängste später besser überprüfen zu können, hebst du deine Selbsteinschätzungen auf [S. 67].

Patientenbeispiel zur Selbsteinschätzung der Belastungsangst und Programmauswahl

Du hast große Angst vor dem Aufstehen aus dem Bett und definierst diese mit **7** (Rotationsmuster), dazu kommen Sorgen beim Anziehen deiner Schuhe, welche du mit **5** definierst (Beuge-/Streckmuster). Außerdem hast du Angst, dich während des Autofahrens für den Schulterblick umzudrehen, die du mit Stufe **6** einstufst (Rotationsmuster).

Somit musst du dich für das Verhaltensprogramm A entscheiden, das genau zur Therapie dieser vorrangigen Belastungsangst (Rotation) entwickelt wurde, d. h., die höchste Ziffer, die du bei deiner ersten Selbsteinschätzung vergibst, bestimmt die Programmwahl. Bei der Selbsteinschätzung im Trainingsverlauf, die du vor und nach jeder

Durchführung des Übungsprogramms aufschreibst, überprüfst du dann immer nur genau das Bewegungsmuster, das mit der höchsten Punktzahl auch die Programmwahl bestimmt hat – in diesem Fall die Angst vor dem Aufstehen aus dem Bett.

Warnhinweis

Sollten sich deine Beschwerden und/oder Belastungsängste deutlich verschlechtern (Zunahme bis auf Stufe 8 oder mehr, siehe auch Warnzeichen S. 34), dann zögere nicht, umgehend ärztliche Hilfe in Anspruch zu nehmen. Manchmal sind Dinge doch komplizierter.

Rotationsmuster	**0–10**
Aufstehen aus Rückenlage, z. B. aus dem Bett	7
Umdrehen wie beim Schulterblick im Auto	6
Aufsetzen eines Rucksacks oder einer Schultertasche	
Beuge-/Streckmuster	**0–10**
Bücken und Aufrichten, z. B. beim Schuhanziehen	5
(Auf-)Heben von Gegenständen	
Nach-oben-Strecken, z. B. beim Greifen eines hochgestellten Gegenstands (Buch, Geschirr, Kleidung)	
Statik-/Ausdauermuster	**0–10**
Längeres Sitzen, z. B. am PC-Arbeitsplatz	
Längeres Stehen, z. B. bei der Arbeit oder in der Warteschlange	
Langanhaltende Rumpfanspannung, z. B. längeres kräftiges Drücken gegen eine Wand, beim Verschieben von Möbeln oder Halten von schweren Arbeitsgeräten	

Tab. 6 Patientenbeispiel zur Selbsteinschätzung der Belastungsangst. Die Furcht vor Rückenschaden und Schmerzen durch Bewegungsbelastungen werden anhand von Bewegungsmustern in drei Mustergruppen erfasst.

Verhaltensprogramm A – Belastungsangst „Rotation"

Das Verhaltensprogramm A ermöglicht es dir, deine Belastungsangst vor Rotationsbewegungen zu lindern, wie z. B. vor dem Aufstehen aus dem Bett oder dem Schulterblick im Auto. Stufenweise soll sich dein Selbstvertrauen bei den Rotationsbewegungen, die dir Sorgen bereiten, verstärken.

- Führe zuerst die Selbsteinschätzung zur Belastungsangst vor dem Rotationsmuster durch, das bei dir die meisten Ängste ausgelöst hat, z. B. das Aufstehen aus dem Bett [→S. 114].
- Wichtig ist, dass du im Verhaltensprogramm A deine Bewegungsgeschwindigkeit selbst bestimmst, um dich nicht selbst zu verunsichern – langsamer ist besser als schnell!
- Beginne mit Übung 2, wiederhole sie so oft wie angegeben, beende sie und starte dann mit der nächsten Übung (Nr. 3).
- Erst wenn du alle 5 Übungen gemacht hast, wiederholst du das gesamte Verhaltensprogramm A ein weiteres Mal.
- Führe nach Abschluss des 2. Durchgangs erneut die Selbsteinschätzung durch – bewerte hierfür die Angst vor dem gleichen Rotationsmuster wie zu Beginn, z. B. das Aufstehen aus dem Bett.
- Dokumentiere deine Selbsteinschätzung [→S. 67].
- Wende das gesamte Programm jeden zweiten Tag einmal an, z. B. entweder morgens, mittags oder abends.
- Wenn deine Belastungsangst auf Stufe 2 oder weniger gesunken ist, kannst du zum „Entspannungsprogramm" wechseln, um deinen Erfolg langfristig zu halten [→S. 128].

ZEITBEDARF

20 Minuten

HÄUFIGKEIT

alle 2 Tage

(z. B. morgens, mittags oder abends)

WIEDERHOLUNGEN

2 Durchgänge

ZIEL BESCHWERDEINTENSITÄT

2 oder geringer

(wechsle danach zum „Entspannungsprogramm“)

WICHTIG

Bestimme deine Bewegungsgeschwindigkeit selbst

HINWEISE

→ Bitte schaue dir die einzelnen Übungen genau an.
→ Lies bitte sorgfältig die Hinweise und mache dich *(ganz wichtig!)* **praktisch** mit den Übungen vertraut.
→ Führe dazu die Übung ein paarmal aus, sodass sich eine gewisse Vertrautheit und Routine einstellen und du die Programmführung anhand der Icons leicht nachvollziehen kannst.
→ Neben der Anwendung dieses Programms solltest du auf deinen Lebensstil achten und die Mythen über Rückenschmerzen kennen [➦S. 10].

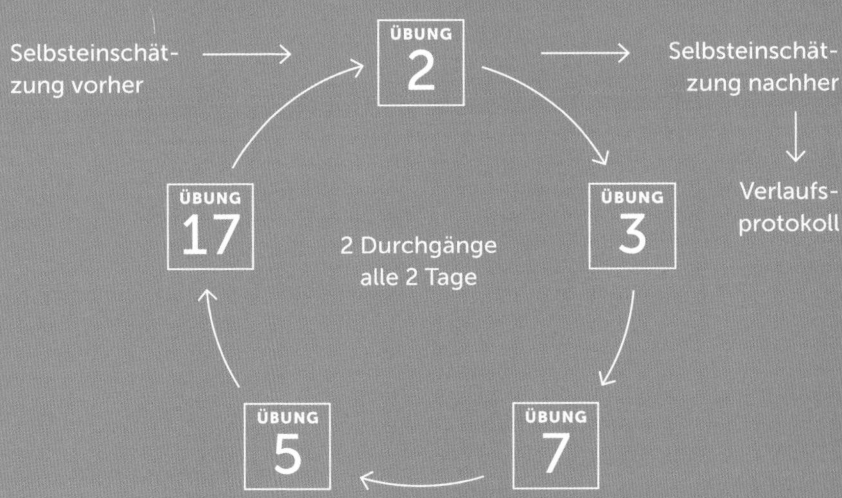

Verhaltensprogramm A

Belastungsangst „Rotation“

0 [Skala] 10	**Selbsteinschätzung zur Belastungsangst vorher**
2	**Beckenkippen im Stand** *Hinweis:* Versuche, die Ausführlichkeit deiner Bewegung sowie die An- und Entspannung deiner Bauch- und Rückenmuskulatur mit geschlossenen Augen bewusst wahrzunehmen. Führe die Bewegung zunehmend weitläufiger (endgradiger) aus
3	**Rotation der Brust- und Lendenwirbelsäule** *Hinweis:* Führe die Bewegung zu Beginn in kleinem Ausmaß durch. Versuche, die Bewegung größer werden zu lassen und spüre, wie du immer weiterkommst
7	**Rotation der Lendenwirbelsäule** *Hinweis:* Schließe die Augen und führe die Bewegung mit jeder Wiederholung zunehmend weitläufiger aus. Erst wenn du mit dem Bewegungsausmaß der Rotation zufrieden bist, behältst du das Bewegungsausmaß für die folgenden Wiederholungen bei. Öffne im letzten Durchgang die Augen, um zu sehen, wie weit du dich rotierst hast, und um Erfolge besser erkennen zu können
5	**Superman** *(oder Übung 6 „Superman mit Gymnastikball“)* *Hinweis:* Versuche, die Arme und Beine immer gleich weit vom Boden anzuheben und sie so weit zusammenzuführen, bis sie sich berühren. Schließe im letzten Durchgang die Augen und nimm die Bewegung sowie die An- und Entspannung deiner Bauch- und Rückenmuskulatur wahr
17	**Heben (Kreuzheben)** *Hinweis:* Führe die Übung vor einem Spiegel stehend durch, damit du deinen Erfolg besser sehen und bewusst erleben kannst
	Starte den 2. Durchgang der 5 Übungen
0 [Skala] 10	**Selbsteinschätzung zur Belastungsangst nachher**

Zeitbedarf ca. 20 Minuten

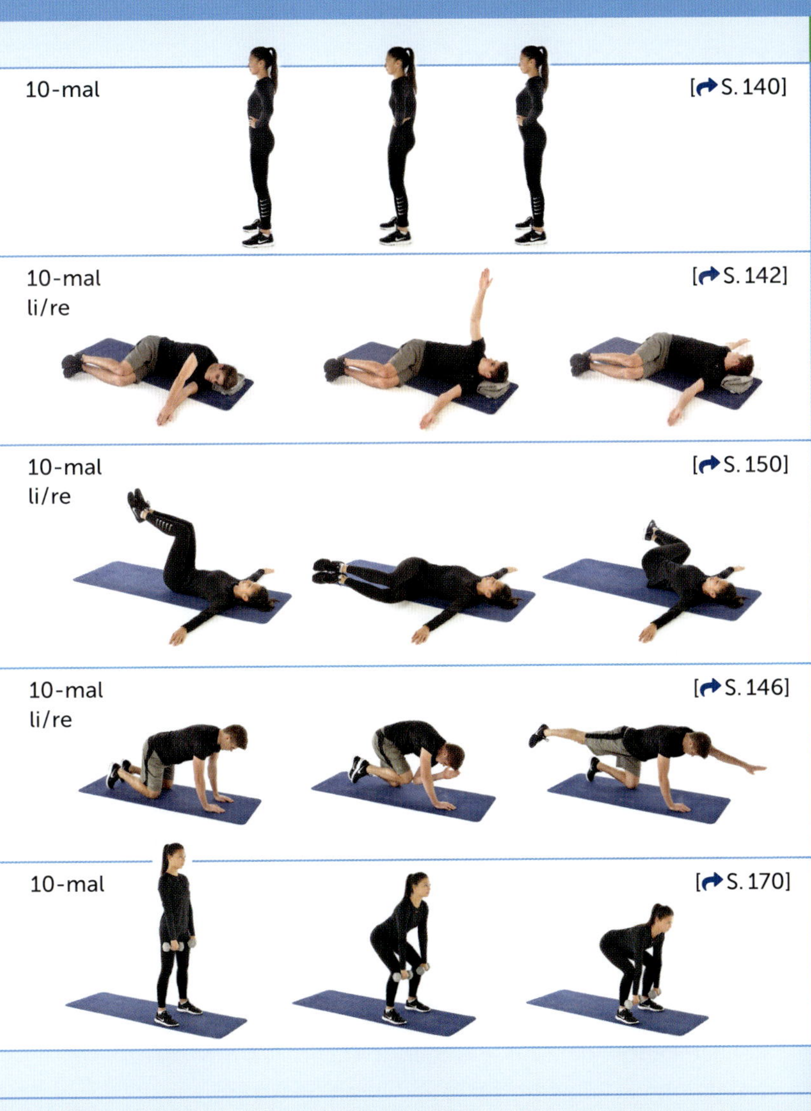

10-mal [S. 140]

10-mal li/re [S. 142]

10-mal li/re [S. 150]

10-mal li/re [S. 146]

10-mal [S. 170]

Verhaltensprogramm B – Belastungsangst „Beugen und Strecken"

Das Verhaltensprogramm B hilft dir, deine Belastungsangst bei Beuge- und Streckbewegungen deiner Wirbelsäule, wie z. B. beim Bücken zum Schuhanziehen, zu lindern. Stufenweise soll sich dein Selbstvertrauen bei den Beuge- und Streckbewegungen, die dir Sorgen bereiten, verstärken.

- Führe zuerst die Selbsteinschätzung zur Belastungsangst vor dem Beuge- und Streckmuster durch, das die meisten Ängste ausgelöst hat, z. B. das Aufheben eines Gegenstands [➦S. 114].
- Wichtig ist, dass du im Verhaltensprogramm B deine Bewegungsgeschwindigkeit selbst bestimmst, um dich nicht selbst zu verunsichern – langsamer ist besser als schnell!
- Beginne mit Übung 2, wiederhole sie so oft wie angegeben, beende sie und starte dann mit der nächsten Übung (Nr. 5).
- Erst wenn du alle 6 Übungen gemacht hast, wiederholst du das gesamte Verhaltensprogramm B ein weiteres Mal.
- Führe nach Abschluss des 2. Durchgangs erneut die Selbsteinschätzung durch.
- Dokumentiere deine Selbsteinschätzung [➦S. 67].
- Wende das gesamte Programm jeden zweiten Tag einmal an, z. B. entweder morgens, mittags oder abends.
- Wenn deine Belastungsangst auf Stufe 2 oder weniger gesunken ist, kannst du zum „Entspannungsprogramm" wechseln, um deinen Erfolg langfristig zu halten [➦S. 128].

ZEITBEDARF

20 Minuten

HÄUFIGKEIT

alle 2 Tage

(z. B. morgens, mittags oder abends)

WIEDERHOLUNGEN

2 Durchgänge

ZIEL BESCHWERDEINTENSITÄT

2 oder geringer

(wechsle danach zum „Entspannungsprogramm")

WICHTIG

Bestimme deine Bewegungsgeschwindigkeit selbst!

HINWEISE

- → Bitte schaue dir die einzelnen Übungen genau an.
- → Lies bitte sorgfältig die Hinweise und mache dich *(ganz wichtig!)* **praktisch** mit den Übungen vertraut.
- → Führe dazu die Übung ein paarmal aus, sodass sich eine gewisse Vertrautheit und Routine einstellen und du die Programmführung anhand der Icons leicht nachvollziehen kannst.

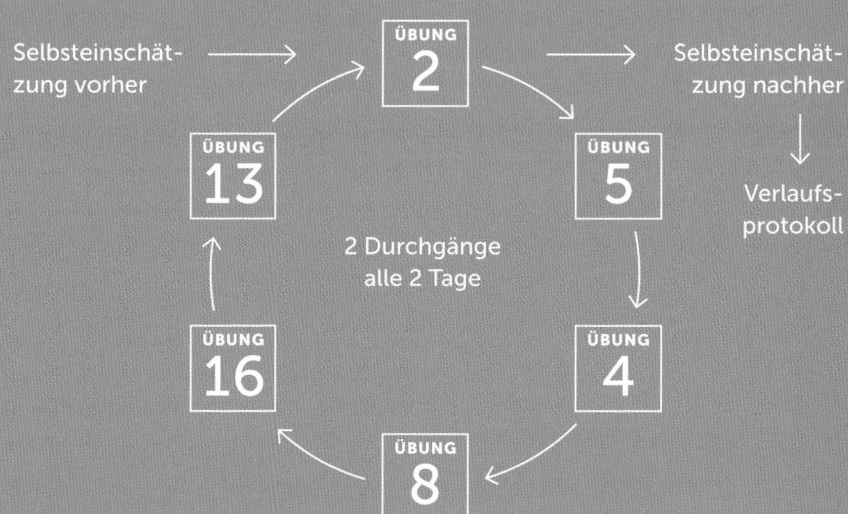

Verhaltensprogramm B

Belastungsangst „Beugen/Strecken“

0–10	**Selbsteinschätzung zur Belastungsangst vorher**
2	**Beckenkippen im Stand** *Hinweis:* Versuche, das Ausmaß deiner Becken- und Rückenbewegung sowie die An- und Entspannung deiner Bauch- und Rückenmuskulatur mit geschlossenen Augen bewusst wahrzunehmen. Führe die Bewegung zunehmend weitläufiger aus
5	**Superman** *Hinweis:* Versuche, die Arme und Beine immer gleich weit vom Boden anzuheben und sie so weit zusammenzuführen, bis sie sich berühren. Schließe im letzten Durchgang die Augen und nimm die Bewegung sowie die An- und Entspannung deiner Bauch- und Rückenmuskulatur wahr
4	**Kobra** *Hinweis:* Schließe die Augen und versuche, die Bewegung mit jeder Wiederholung weitläufiger und flüssiger auszuführen. Spüre, wie du immer weiter kommst und nimm die An- und Entspannung deiner Rückenmuskulatur wahr
8	**Aktivierung der Bauchmuskulatur** *Hinweis:* Führe diese Übung mit geschlossenen Augen durch. Versuche, die Beine immer gleichmäßig weit zu dir heranzuziehen. Fühle, wie sich deine Bauchmuskulatur an- und entspannt
16	**Kniebeuge** *Hinweis:* Führe die Übung vor einem Spiegel durch und nimm dabei wahr, wie du immer tiefer kommst oder deinen Rücken mit weniger Anstrengung gerade halten kannst. Konzentriere dich auf deine Fortschritte
13	**Standwaage** *Hinweis:* Führe die Übung vor einem Spiegel durch und nimm dabei wahr, wie du dich immer weiter vorlehnen oder deinen Rücken mit weniger Anstrengung gerade halten kannst. Konzentriere dich auf deine Fortschritte
	Starte den 2. Durchgang der 6 Übungen
0–10	**Selbsteinschätzung zur Belastungsangst nachher**

Zeitbedarf ca. 20 Minuten

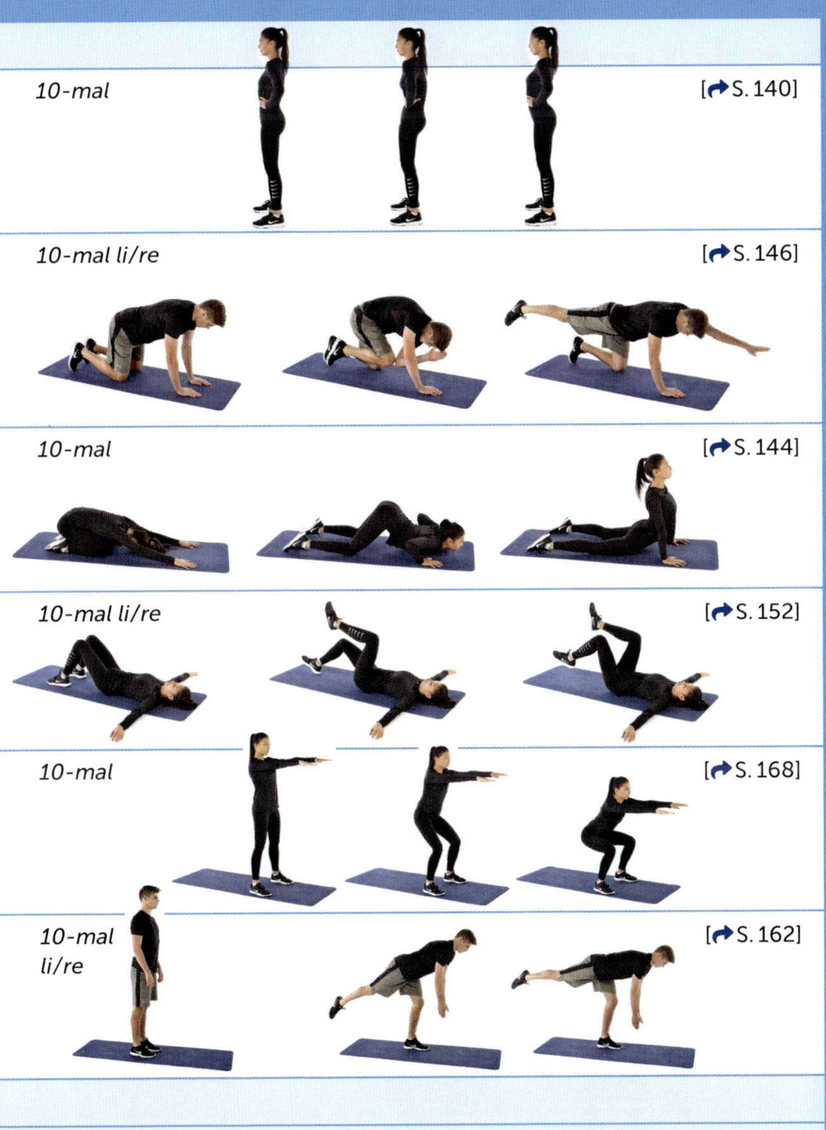

10-mal	[➦ S. 140]
10-mal li/re	[➦ S. 146]
10-mal	[➦ S. 144]
10-mal li/re	[➦ S. 152]
10-mal	[➦ S. 168]
10-mal li/re	[➦ S. 162]

Verhaltensprogramm C – Belastungsangst „Statik und Ausdauer“

Das Verhaltensprogramm C reduziert deine Belastungsangst bei statischen und ausdauernden Beanspruchungen deiner Wirbelsäule, wie z. B. die Angst vor längerem Sitzen oder Stehen beim Arbeiten. Dein Selbstvertrauen soll sich stufenweise bei diesen Beanspruchungen, die dir Sorgen bereiten, verstärken.

- → Führe zuerst die Selbsteinschätzung zur Belastungsangst vor dem Statik- und Ausdauermuster durch, das bei dir die meisten Ängste ausgelöst hat, z. B. das lange Sitzen am Büroarbeitsplatz [➦S. 114].
- → Wichtig ist, dass du im Verhaltensprogramm C deine Bewegungsgeschwindigkeit selbst bestimmst, um dich nicht selbst zu verunsichern – langsamer ist besser als schnell!
- → Beginne mit Übung 2, wiederhole sie so oft wie angegeben, beende sie und starte dann mit der nächsten Übung (Nr. 4).
- → Erst wenn du alle 6 Übungen gemacht hast, wiederholst du das gesamte Verhaltensprogramm C zwei weitere Male.
- → Führe nach Abschluss des 3. Durchgangs erneut die Selbsteinschätzung durch.
- → Dokumentiere deine Selbsteinschätzung [➦S. 67].
- → Wende das gesamte Programm jeden zweiten Tag einmal an, z. B. entweder morgens, mittags oder abends.
- → Wenn deine Belastungsangst auf Stufe 2 oder weniger gesunken ist, kannst du zum „Entspannungsprogramm“ wechseln, um deinen Erfolg langfristig zu halten [➦S. 128].

ZEITBEDARF

30 Minuten

HÄUFIGKEIT

alle 2 Tage

(z. B. morgens, mittags oder abends)

WIEDERHOLUNGEN

3 Durchgänge

ZIEL BESCHWERDEINTENSITÄT

2 oder geringer

(wechsle danach zum „Entspannungsprogramm")

WICHTIG

Bestimme deine Bewegungsgeschwindigkeit selbst – langsamer ist besser als schnell!

HINWEISE

→ Bitte schaue dir die einzelnen Übungen genau an.
→ Lies bitte sorgfältig die Hinweise und mache dich *(ganz wichtig!)* **praktisch** mit den Übungen vertraut.
→ Führe dazu die Übung ein paarmal aus, sodass sich eine gewisse Vertrautheit und Routine einstellen und du die Programmführung anhand der Icons leicht nachvollziehen kannst.

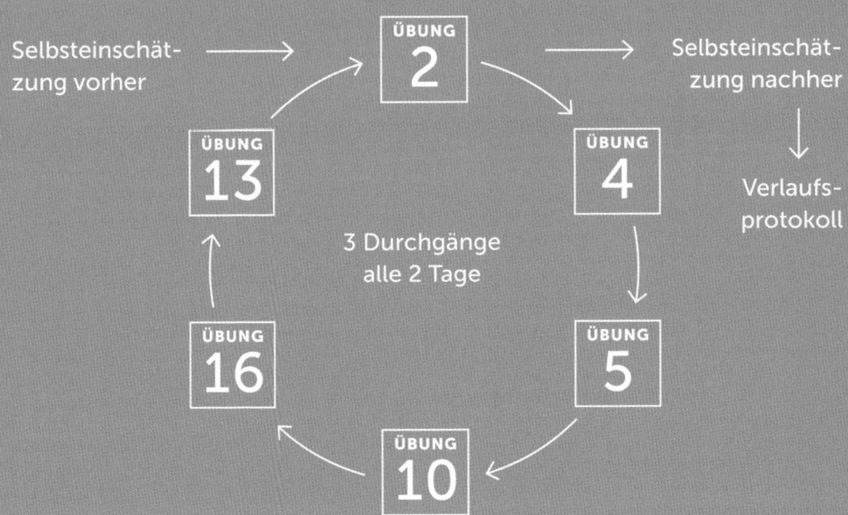

Verhaltensprogramm C

Belastungsangst „Statik/Ausdauer"

0–10	**Selbsteinschätzung zur Belastungsangst vorher**
2	**Beckenkippen im Stand** *Hinweis:* Versuche, das Ausmaß deiner Becken- und Rückenbewegung sowie die An- und Entspannung deiner Bauch- und Rückenmuskulatur mit geschlossenen Augen bewusst wahrzunehmen. Führe die Bewegung zunehmend weitläufiger aus
4	**Kobra** *Hinweis:* Schließe die Augen und versuche, die Bewegung mit jedem Durchgang weitläufiger und flüssiger auszuführen. Spüre, wie du immer weiter kommst und nimm die An- und Entspannung deiner Rückenmuskulatur wahr
5	**Superman** *(oder Übung 6 „Superman mit Gymnastikball")* *Hinweis:* Arbeite dich mit jeder Runde etwas näher an das volle Bewegungsausmaß heran. Spüre, wie du Arm und Bein immer weiter anheben kannst und dir das Halten zunehmend leichter fällt
10	**Unterarmstütz** *Hinweis:* Steigere die Haltedauer mit jeder Runde um 5 Sekunden. Nimm die An- und Entspannung deiner Rücken- und Bauchmuskulatur wahr und spüre, wie dir das Halten zunehmend leichter fällt
16	**Kniebeuge** *Hinweis:* Steigere deine Haltedauer mit jedem Durchgang um 10 Sekunden und führe die Übung vor einem Spiegel durch, um dir deinen Erfolg bewusst zu machen
13	**Standwaage** *Hinweis:* Steigere die Haltedauer bei jedem Durchgang um 5 Sekunden und versuche, mit jeder Wiederholung dein Bein etwas weiter anzuheben und deinen Oberkörper vorzulehnen
	Starte 2 weitere Durchgänge der 6 Übungen
0–10	**Selbsteinschätzung zur Belastungsangst nachher**

Zeitbedarf ca. 30 Minuten

10-mal
[➔S. 140]
1-mal 10 Sek. die aufgerichtete Oberkörperposition halten
[➔S. 144]
2-mal li/re,
je 10 Sek.
halten
[➔S. 146]
1-mal 10 Sek.,
1-mal 15 Sek.,
1-mal 20 Sek.
halten
[➔S. 156]
1-mal 10 Sek.,
1-mal 20 Sek.,
1-mal 30 Sek.
halten
[➔S. 168]
1-mal 5 Sek.,
1-mal 10 Sek.,
1-mal 15 Sek.
halten jeweils
li/re
[➔S. 162]

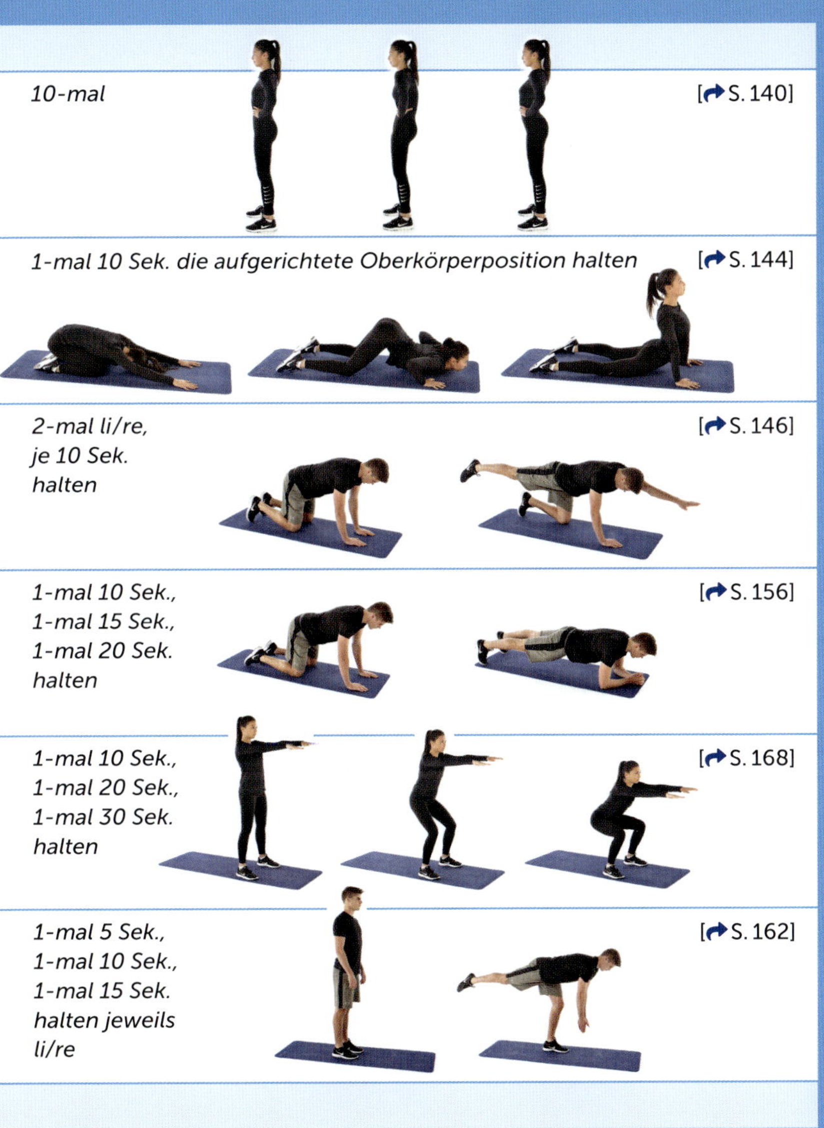

Das Entspannungsprogramm

Dieses Programm enthält drei Atem- und Mobilisationsübungen und hilft dir, dich und dein Nervensystem zu entspannen. Du fühlst dich häufig übermotiviert, dauerhaft gestresst oder angespannt? Dann nutze dieses Programm, um Zeit mit dir in Ruhe zu verbringen und deinen Körper besser spüren zu lernen. Die damit einhergehende, stufenweise Reduktion deiner mentalen Anspannung merkst du z. B. daran, dass du wieder besser schlafen und wichtige Aktivitäten des alltäglichen Lebens konzentrierter ausführen kannst.

- Wichtig ist, dass du im Entspannungsprogramm deine Bewegungsgeschwindigkeit selbst bestimmst, um dich nicht selbst zu verunsichern – langsamer ist besser als schnell!
- Beginne mit Übung 18, wiederhole sie so oft wie angegeben, beende sie und starte dann mit der nächsten Übung (Nr. 19).
- Erst wenn du alle 3 Übungen gemacht hast, wiederholst du das gesamte Entspannungsprogramm zwei weitere Male.
- Wende das gesamte Programm jeden zweiten Tag einmal an, z. B. entweder morgens, mittags oder abends.
- Du kannst das Programm solange durchführen, wie es dir zur Entspannung hilft.
- Falls du weitere Beschwerden verspürst (Schmerzen, Bewegungseinschränkung oder Belastungsangst), solltest du das entsprechende Programm dazu ebenfalls durchführen [➦S. 60].
- Anregungen für alternative Entspannungstechniken findest du auf der nachfolgenden Doppelseite.

ZEITBEDARF

20 Minuten

HÄUFIGKEIT

alle 2 Tage oder nach Bedarf (z. B. morgens, mittags oder abends)

WIEDERHOLUNGEN

3 Durchgänge

WICHTIG

→ Bestimme deine Bewegungsgeschwindigkeit selbst – langsamer ist besser als schnell!

HINWEISE

→ Bitte schaue dir die einzelnen Übungen genau an.
→ Lies bitte sorgfältig die Hinweise und mache dich *(ganz wichtig!)* **praktisch** mit den Übungen vertraut.
→ Führe dazu die Übung ein paarmal aus, sodass sich eine gewisse Vertrautheit und Routine einstellen und du die Programmführung anhand der Icons leicht nachvollziehen kannst.

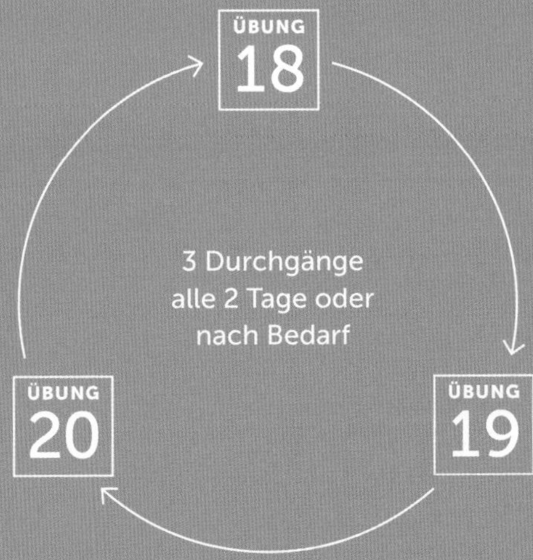

Entspannungsprogramm

Atem- und Mobilisationsübungen

18 **Beckenkippen mit Atemtechnik**
Hinweis: Atme beim Bauch-nach-unten-Strecken 5 Sekunden in den Bauch ein. Atme beim Rücken-nach-oben-Beugen (Katzenbuckel) 5 Sekunden aus. Versuche, die Bewegungsgeschwindigkeit an deinen Atem anzupassen, und spüre, wie die Bewegung immer fließender wird

19 **Dynamische Dreh-Dehn-Lagerung mit Atemtechnik**
Hinweis: Atme beim Aufdrehen 5 Sekunden ein und beim Zusammenführen der Hände 5 Sekunden aus. Schließe die Augen und spüre der Bewegung nach. Versuche, die Bewegung mit jeder Wiederholung etwas größer werden zu lassen

20 **Kobra mit Atemtechnik**
Hinweis: Atme beim Nach-vorne-Schieben und Aufrichten deines Oberkörpers über 5 Sekunden ein und beim Zurückkehren in den Päckchensitz über 5 Sekunden aus. Schließe die Augen und versuche, die Bewegungsgeschwindigkeit an deinen Atem anzupassen. Spüre, wie die Bewegung immer fließender wird

Starte 2 weitere Durchgänge der 3 Übungen

Alternativen zur Entspannung
Alternativen zum Entspannungsprogramm sind z. B. das autogene Training oder die progressive Muskelrelaxation nach Jacobsen (PMR). Auch Meditationsübungen oder Gedanken- bzw. Traumreisen stellen wirkungsvolle Entspannungstechniken dar. Anleitungen hierzu finden sich reichlich im Internet, in Büchern oder auf Seminaren. Diese oder ergänzende alltagstaugliche Methoden verlangen kaum mehr Zeitaufwand als unser Entspannungsprogramm, sollten in einer ähnlichen Häufigkeit angewendet werden und sind überall durchführbar. Weitere alltagstaugliche Entspannungvarianten, für die du keine neue Techniken erlernen musst und deshalb direkt im Alltag nutzen kannst, sind z. B. Spaziergänge in der Natur oder ruhigen

Zeitbedarf ca. 20 Minuten

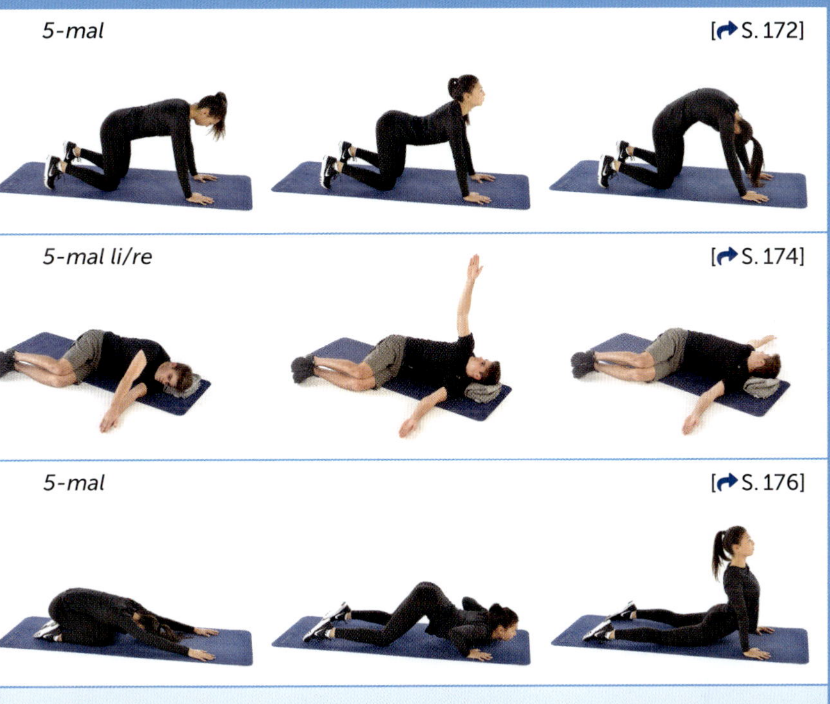

Gegenden, Thermalbadbesuche, das Genießen von Musik des persönlichen Geschmacks und viele ähnliche Aktivitäten, die dir nach deinem Empfinden guttun. Wichtig ist lediglich, diese alltagstauglichen Entspannungsvarianten regelmäßig mindestens dreimal pro Woche für jeweils 30 Minuten durchzuführen. Insbesondere in stressbelasteten Situationen solltest du nicht aus Zeitmangel oder Erschöpfung auf sie verzichten – genau in diesen Momenten sind sie am wertvollsten für dich! Solltest du dir bei einer Aktivität, die dir durch den Kopf geht, unsicher sein, kannst du natürlich gern auf unser bewährtes Mittel der Selbsteinschätzung vorher und nachher zurückgreifen, um für die besagte Aktivität den Grad deiner An- bzw. Entspannung bewusst wahrzunehmen und zu vergleichen.

Die Übungen

Die Übungen

Im Folgenden zeigen wir dir 20 einfache Übungen. Diese Übungen werden in den verschiedenen bereits vorgestellten Übungsprogrammen miteinander kombiniert. Schaue dir vor der Durchführung des jeweiligen Programms die einzelnen Übungen genau an. Mache dich mit ihnen vertraut und präge dir die Abläufe ein. Die Übungen sind nicht schwer. Jeder sollte sie unabhängig von seinem Trainingszustand ausführen können.

Die **ÜBUNGEN 1–7** richten sich an die bewusste Bewegungsansteuerung, Bewegungswahrnehmung und Beweglichkeit.

Zu wissen und zu spüren, welcher Muskel welchen Körperteil bewegt, ist genauso relevant wie die Beweglichkeit an sich. Wenn du die Muskelanspannung bei einer Bewegung spürst, ist es dir möglich, deine Bewegungen viel gezielter auszuführen. Dadurch verminderst du das Risiko von Überlastungen und wirst nicht durch eine Steifigkeit ausgebremst.

Die **ÜBUNGEN 8–11** vermitteln Bewegungskontrolle und leichte Kräftigung.

Nicht deine Kraft wird hier primär gefordert, sondern dein Nervensystem. Dieses plant und steuert die Genauigkeit, die Vielseitigkeit und die Ausführlichkeit deiner Bewegungen. Zudem beeinflusst es deine Schmerzen. Wenn du es beruhigst (entspannst), nehmen deine Schmerzen ab.

Die **ÜBUNGEN 12–17** fördern deine Kraft und deine Koordination.

Natürlich benötigst du auch Kraft, um die Beschwerden deines Rückens zu bewältigen. Ohne Kraft erhältst du auch keine Stabilität. Beides ist nötig, um den Alltag erfolgreich zu meistern. Aber die Kraft, einen Widerstand zu überwinden (z. B. das Heben einer Getränkekiste) reicht nicht aus. Du musst dich auch gezielt bewegen können, ohne dabei das Gleichgewicht zu verlieren (Koordination). Einige der Übungen wirken auf deine Bein- und Hüftmuskulatur. Der Grund hierfür liegt in der Bedeutung dieser Muskelgruppen für die Bewältigung alltäglicher Bewegungsmuster. So merkst du z. B. beim Heben eines Gegenstands, dass du in die Knie gehst und diese auch wieder streckst, wenn du die Last vom Boden nach oben ziehst. Genauso verläuft es mit der Hüftmuskulatur.

Die **ÜBUNGEN 18–20** sind Entspannungsübungen.

Zur Entspannung deines Nervensystems stellen wir dir Mobilisations- und Atemübungen vor. Mithilfe der Mobilisationsübungen regulierst du dein Nervensystem vom Zustand der Anspannung in den Zustand der Entspannung. In der medizinischen Fachsprache heißt der für die Entspannung zuständige Teil deines Nervensystems „Parasympathikus" und der für die Anspannung zuständige Teil „Sympathikus". Wenn du dich z. B. streckst, fühlst du dich direkt danach entspannter. Um diesen Effekt zu steigern und vor allem andauernder zu gestalten, nutzen wir die entsprechenden Mobilisationsübungen. Auch über die gezielte Atmung entspannst du dein Nervensystem, was zu einer Reduktion deiner Schmerzen führt. Im Vergleich zu anderen Funktionen des vegetativen Nervensystems, wie z. B. der Magen-Darm-Tätigkeit, ist die Atmung „bewusst" steuerbar (Russo et al. 2017, Stanley et al. 2013, Reilly & Moore 2003). Du kannst mit deinen Gedanken deine Atmung steuern. Genauso hat deine bewusste Atmung wiederum einen Effekt auf das Gehirn und dadurch auch auf dein gesamtes Nervensystem. Jetzt wird es etwas kompliziert: Die Herzfrequenz wird vom Sinusknoten, deinem physiologischen „Herzschrittmacher“, kontrolliert (Reilly & Moore 2003). Der Sinusknoten wird wiederum vom Parasympathikus (entspannender Teil des Nervensystems) und vom Sympathikus (anspannender Teil des Nervensystems) stimuliert. Der Parasympathikus senkt die Herzfrequenz, der Sympathikus lässt sie ansteigen. Über den Nervus vagus werden die entspannenden Aktionen des Parasympathikus weitergeleitet. So erfährst du eine Abnahme deiner Herzfrequenz und beginnst, in einen entspannteren Zustand zu wechseln (Reilly & Moore 2003). Ideal dabei ist das langsame und kontrollierte Einatmen durch die Nase und das Ausatmen durch den Mund.

Die Pluspunkte unseres Selbstbehandlungskonzepts

- Die Übungen der Therapieprogramme sind so konzipiert, dass sie ohne große Aufwände nahezu an jedem Ort durchführbar sind. Demnach spielt es keine Rolle, ob du dich zu Hause im Wohnzimmer, am Arbeitsplatz oder draußen in der Natur befindest. Der entscheidende Vorteil für die Therapieeffektivität ist dadurch gewährleistet.
- Damit du dich selbst erfolgreich und vor allem nachhaltig therapieren kannst, musst du die Übungen regelmäßig ausführen. Es bringt dir nichts, Mitgliedsbeiträge für Rehabilitations- oder Fitnessstudios oder entsprechende Kursveranstaltungen usw. zu bezahlen, die du dann ein- bis zweimal in der Woche besuchst.
- Du benötigst zur Durchführung der hier vorzufindenden Übungen kein aufwendiges Fitnessequipment, wie z. B. ein

Heimstudio mit Kraftmaschinen. Ebenso ist der Zeitaufwand, den du für die Umsetzung der Therapieprogramme benötigen wirst, relativ gering. Dieser Punkt ist essenziell!

Merke und beachte!

Nicht die einmalige Intensität einer Therapie oder eines Trainingsprogramms erzielt den Erfolg bei Rückenbeschwerden, sondern die Häufigkeit, die einfache Umsetzung und die zielgerichtete Durchführung – ein Aspekt, der auch unter medizinischen Fachleuten leider oft zu wenig beachtet wird.

Für alle Übungen gilt:

- Achte auf die schmerzfreie Ausführung
- Führe die Übung in einer ruhigen Umgebung durch
- Wiederhole die Übungen so oft wie angegeben

1 Beckenkippen aus dem Vierfüßlerstand

Muskelaktivität und Bewegungsrichtung

- Beugung und Streckung der Lendenwirbelsäule durch die Aktivierung der geraden Bauchmuskulatur und des Rückenstreckers
- Dauer: Beugung 1 Sekunde, Streckung 1 Sekunde

Spezifische Hinweise

- Unterpolstere die Knie

Deine Ausgangsposition

❶ Beginne im Vierfüßlerstand, Knie und Handflächen zeigen nach vorne. ❷ Die Hände sind schulterbreit, ❸ die Knie hüftbreit aufgestellt. ❹ Blickrichtung zeigt nach unten.

Deine Bewegungsausführung

Phase 1: ❺ Strecke den Bauch zum Boden, sodass die Wirbelsäule „durchhängt". ❻ Der Blick ist nach oben gerichtet.
Phase 2: ❼ Runde den Rücken anschließend nach oben in den „Katzenbuckel" und ziehe den Bauchnabel nach innen zur Wirbelsäule. ❽ Der Blick ist zu den Knien gerichtet. Kehre in die Ausgangsposition zurück und starte die Wiederholung.

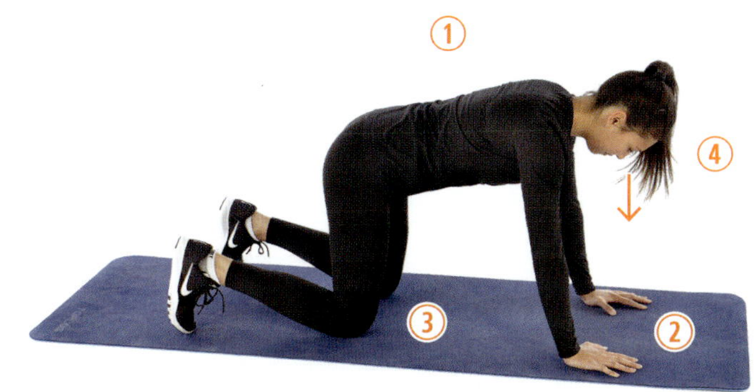

Ausgangsposition

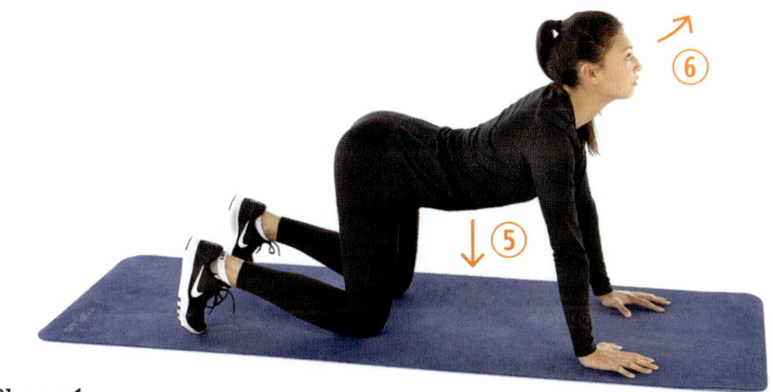

Phase 1

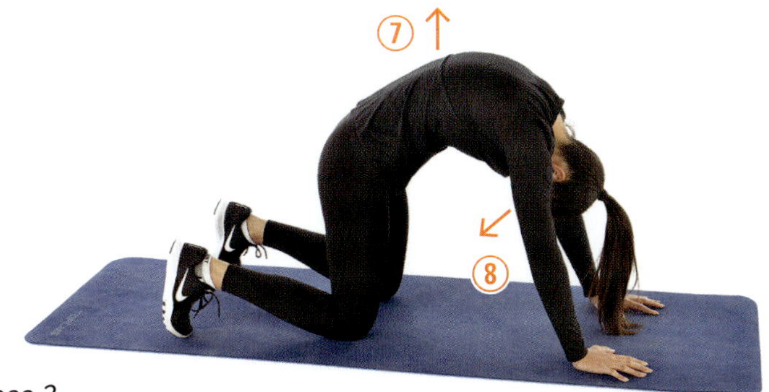

Phase 2

2 Beckenkippen im Stand

Muskelaktivität und Bewegungsrichtung

- Beugung und Streckung der Lendenwirbelsäule durch die Aktivierung der geraden Bauchmuskulatur und des Rückenstreckers
- Dauer: Beugung 1 Sekunde, Streckung 1 Sekunde

Spezifische Hinweise

- Das Beckenkippen im Stand eignet sich besonders bei bestehenden Kniebeschwerden, da die Knie so nicht negativ belastet werden

Deine Ausgangsposition

1 Beginne im aufrechten Stand, 2 die Füße stehen schulterbreit auseinander und zeigen nach vorne. 3 Die Knie sind leicht gebeugt. 4 Blickrichtung zeigt nach vorne. 5 Die Hände liegen auf der Hüfte.

Deine Bewegungsausführung

Phase 1: 6 Kippe das Becken nach hinten, als wolltest du Schambein und Brustkorb zusammenführen und runde deinen unteren Rücken nach hinten durch.
Phase 2: 7 Kippe anschließend das Becken nach vorne und strecke deinen unteren Rücken, indem du ein Hohlkreuz machst.
8 Die Knie bleiben leicht gebeugt. Kehre danach in die Ausgangsposition zurück und starte die Wiederholung.

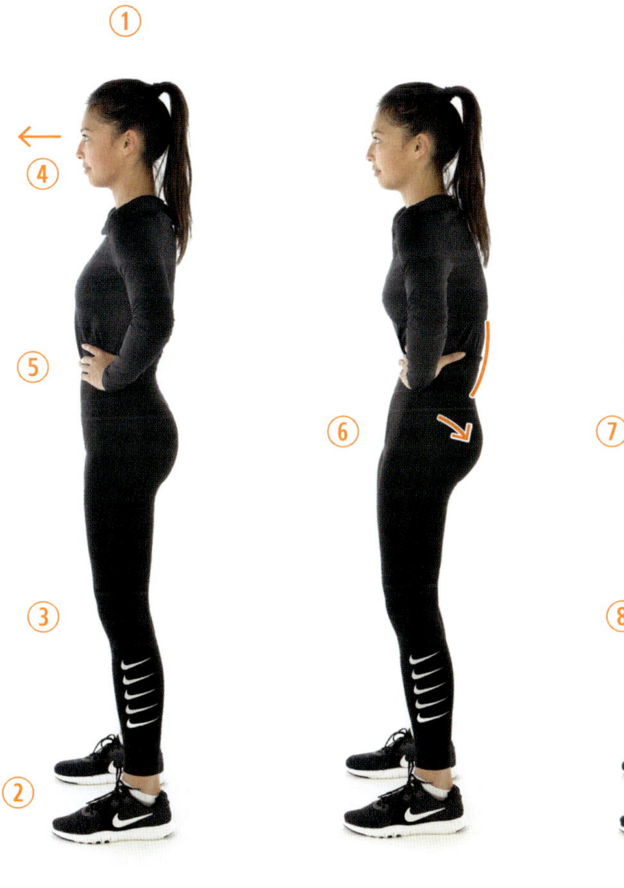

Ausgangsposition *Phase 1* *Phase 1*

3 Rotation der Brust- und Lendenwirbelsäule

Muskelaktivität und Bewegungsrichtung

- Rotation der Brust- und Lendenwirbelsäule nach links und rechts durch die Aktivierung der schrägen Rücken- und Bauchmuskulatur
- Dauer: Rotation nach links 1 Sekunde, Rotation nach rechts 1 Sekunde

Spezifische Hinweise

- Rotiere deine Wirbelsäule so ausführlich wie möglich
- Falls dir die Übung leicht fällt, strecke das unten liegende Bein gerade nach unten aus. Beuge das oben liegende Bein und lege es mit der Beininnenseite auf den Boden ab

Deine Ausgangsposition

(1) Beginne in Seitlage auf der linken Seite, (2) beide Beine sind in der Hüfte und im Knie bis auf 90° gebeugt. (3) Arme sind in Schulterhöhe nach vorne ausgestreckt und liegen auf dem Boden. (4) Der Blick zeigt zu den Händen.

Deine Bewegungsausführung

(5) Rotiere die Wirbelsäule nach rechts, indem du den oberen Arm nach oben zur Decke und weiter zur rechten Seite führst. (6) Der Blick folgt dem oberen Arm. (7) Lege den Arm auf der Matte ab, ohne deine Beine von der Matte anzuheben. Kehre in die Ausgangsposition zurück und starte die Wiederholung. Wechsle anschließend die Seite.

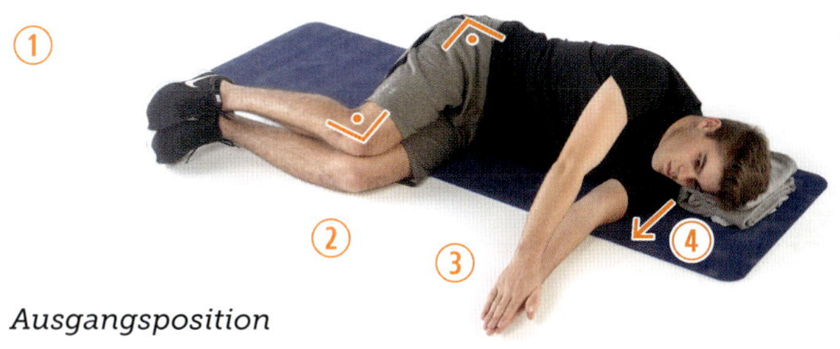

Ausgangsposition

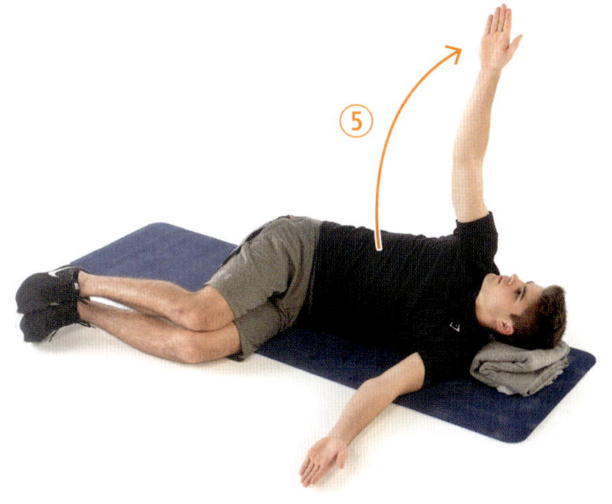

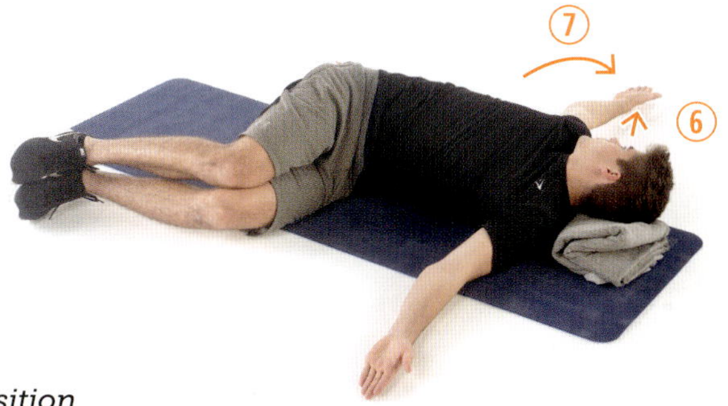

Endposition

4 Kobra

Muskelaktivität und Bewegungsrichtung

- Beugung und Streckung der gesamten Wirbelsäule durch Aktivierung der geraden Bauchmuskulatur, der Hüft- und Rückenstrecker sowie der Ellenbogenstrecker
- Dauer: Beugung 1 Sekunde, Streckung 1 Sekunde
- Halte die nach oben gestreckte Oberkörperposition für den im Übungsprogramm angegebenen Zeitraum [Abb. Phase 2]

Spezifische Hinweise

- Unterpolstere die Knie mit kleinen Schaumstoffkissen oder einem Sofakissen
- Führe die Bewegung so weitläufig wie möglich durch

Deine Ausgangsposition

1 Beginne im „Päckchensitz" am hinteren Ende deiner Matte, das Gesäß liegt auf den Fersen. 2 Arme sind nach vorne ausgestreckt und 3 die Wirbelsäule ist rund gebeugt. 4 Blickrichtung zeigt nach unten.

Deine Bewegungsausführung

Phase 1: 5 Schiebe den Oberkörper nach vorne zwischen die Hände.
Phase 2: 6 Strecke die Arme und den Rücken soweit wie möglich durch und richte deinen Oberkörper auf. 7 Blick zeigt nach vorne oben. 8 Drücke die Schultern weit weg von den Ohren. Halte die Position für die im Übungsprogramm empfohlene Zeitdauer. Dann kehrst du zurück in die Ausgangsposition und startest die Übung erneut.

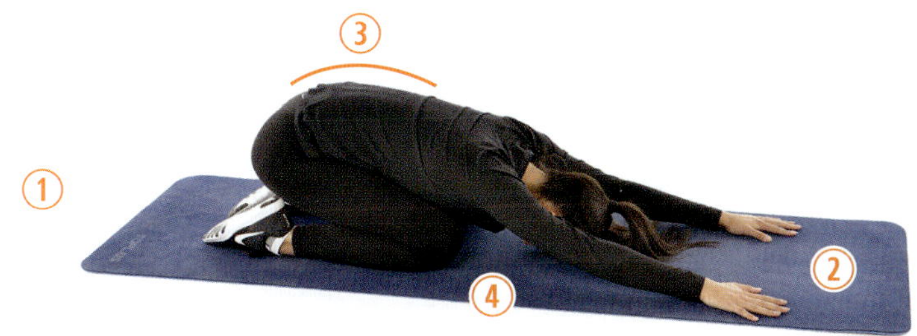

Ausgangsposition

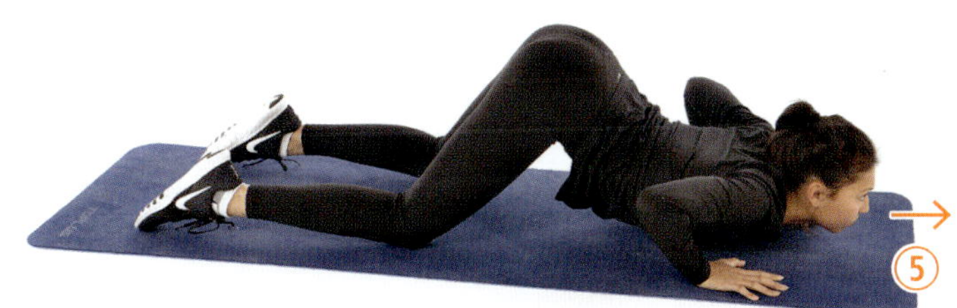

Phase 1

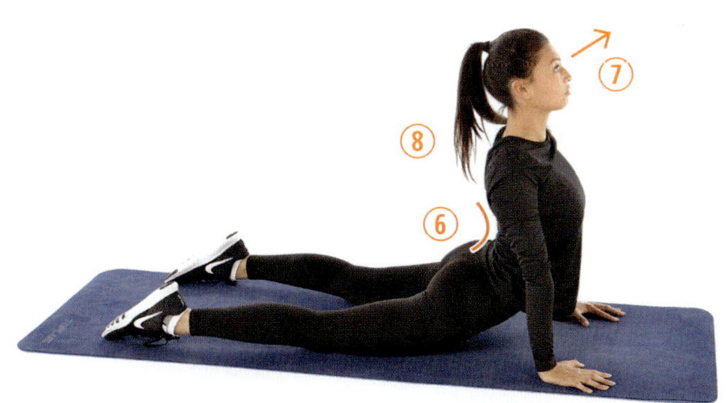

Phase 2

5 Superman

Muskelaktivität und Bewegungsrichtung

- → Beugung, Streckung und Rotation der Wirbelsäule durch die Aktivierung der geraden und schrägen Bauch- und Rückenmuskulatur
- → Dauer: Ausstrecken 1 Sek., Beugen und Zusammenführen 1 Sek.
- → Halte die parallel zum Boden ausgestreckte Arm- und Beinposition für den im Übungsprogramm angegebenen Zeitraum [Abb. Phase 1]

Spezifische Hinweise

- → Unterpolstere die Knie z. B. mit einem Sofakissen
- → Führe diese Übung nicht durch, wenn du schmerzhafte Knieerkrankungen wie z. B. Arthrose hast, sondern weiche in diesem Fall auf die Übung 6 aus

Deine Ausgangsposition

❶ Beginne im Vierfüßlerstand mit Knien hüftbreit und Händen schulterbreit aufgestellt. ❷ Ziehe den Bauchnabel nach innen zur Wirbelsäule und halte den Rücken gerade. ❸ Der Blick zeigt nach unten.

Deine Bewegungsausführung

Phase 1: ❹ Hebe den linken Arm und das rechte Bein an, bis sie sich parallel zum Boden befinden. ❺ Der Blick zeigt weiterhin nach unten. Achte darauf, dass das Becken nicht zu einer Seite kippt.
Phase 2: ❻ Führe danach das Knie und den Ellenbogen unter deinem Bauch zusammen, bis sie sich berühren. Strecke erneut den Arm und das Bein nach oben aus, um mit der Wiederholung zu beginnen. Wechsle anschließend die Seiten.

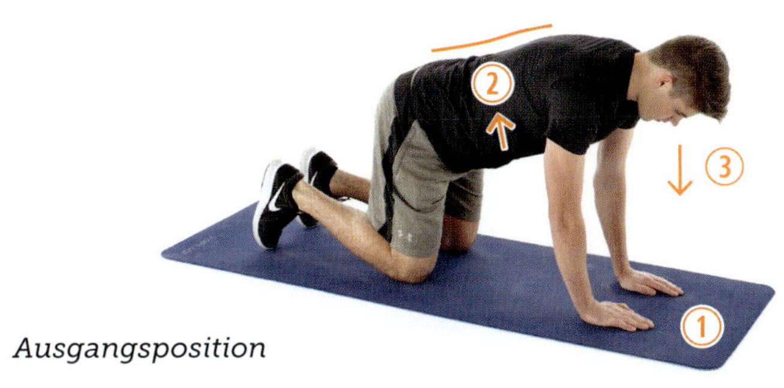

Ausgangsposition

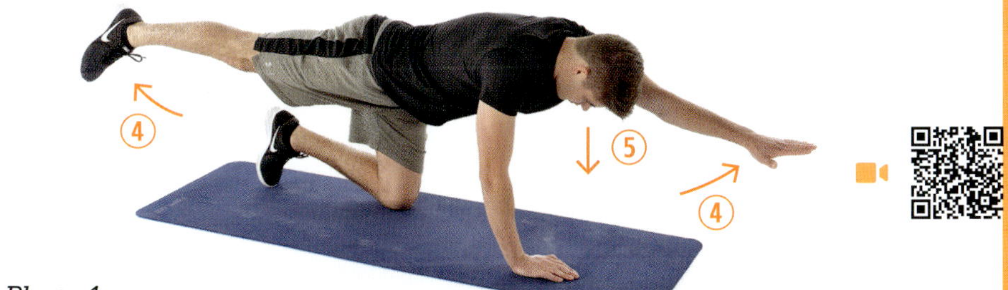

Phase 1

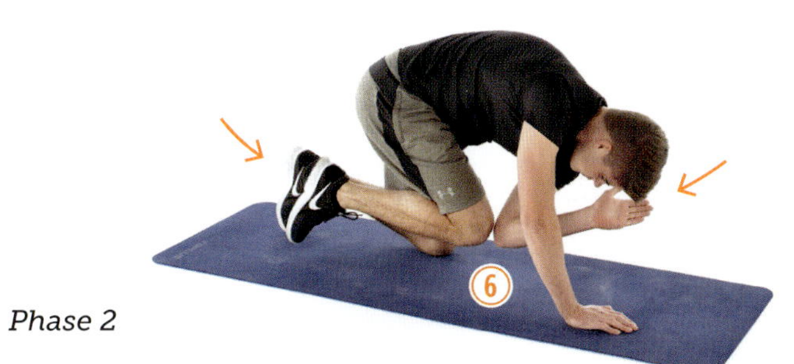

Phase 2

6 Superman

Übung mit Gymnastikball

Muskelaktivität und Bewegungsrichtung

→ Beugung, Streckung und Rotation der Wirbelsäule durch die Aktivierung der geraden und schrägen Bauch- und Rückenmuskulatur
→ Dauer: Streckung 1 Sekunde, Beugung 1 Sekunde

Spezifische Hinweise

→ Diese Übung ist eine Alternative zur Übung 5. Wenn du Kniebeschwerden hast, ist sie für dich genau richtig
→ Du benötigst einen Gymnastikball, z. B. Pezzi-Ball (ca. 75 cm Höhe)

Deine Ausgangsposition

1 Du liegst bäuchlings auf dem Gymnastikball und stützt dich mit den Händen und Füßen am Boden ab. 2 Blickrichtung zeigt nach unten, der Kopf ist in Verlängerung der Wirbelsäule. 3 Halte die Körperspannung, indem du den Bauchnabel nach innen zur Wirbelsäule ziehst.

Deine Bewegungsausführung

4 Hebe gleichzeitig den gestreckten linken Arm und das gestreckte rechte Bein vom Boden ab, bis sich Arm und Bein parallel zum Boden befinden. Führe Arm und Bein wieder auf den Boden in die Ausgangsposition zurück und wechsle die Seiten, um mit der Wiederholung zu beginnen.

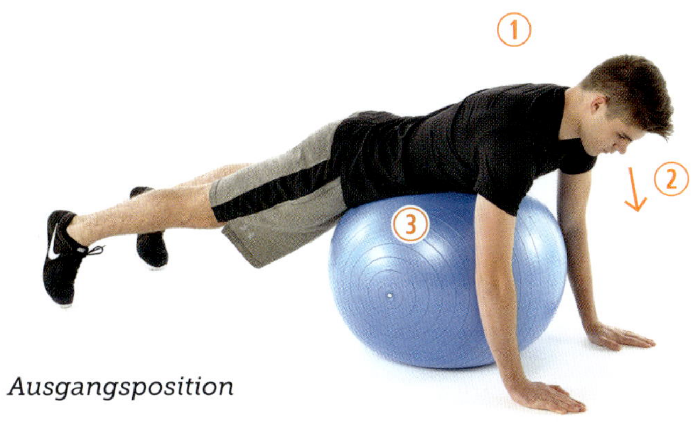

Ausgangsposition

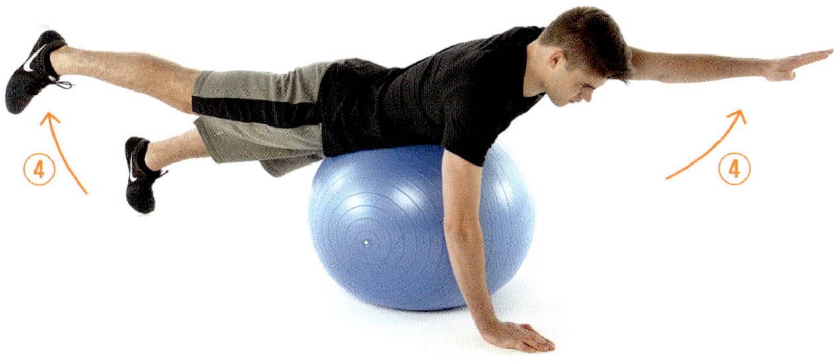

7 Rotation der Lendenwirbelsäule

Muskelaktivität und Bewegungsrichtung

- Rotation der Lendenwirbelsäule durch die Rotation der auf 90° angewinkelten Knie und Beine nach links und rechts
- Zusätzlich wird deine schräge Bauchmuskulatur durch das Halten der Beine in der Luft gekräftigt
- Dauer: Rotation nach rechts und links je 1 Sekunde

Spezifische Hinweise

- Beide Schulterblätter bleiben während der gesamten Übung auf dem Boden liegen

Deine Ausgangsposition

1 Du beginnst in Rückenlage. 2 Beine sind vom Boden angehoben und in der Hüfte und im Knie bis auf 90° gebeugt. 3 Stütze dich mit gestreckten Armen rechts und links neben deinem Oberkörper ab. Handflächen zeigen nach unten. 4 Ziehe das Kinn zur Brust, als wolltest du ein Doppelkinn machen.

Deine Bewegungsausführung

Phase 1: 5 Führe beide Beine zur linken Seite und stoppe die Bewegung kurz vor dem Bodenkontakt. 6 Drücke die rechte Schulter weiterhin in den Boden und achte darauf, dass sich die Position von Kopf und Armen nicht verändert.
Phase 2: 7 Rotiere die Beine über die Ausgangsposition zur rechten Seite. Starte anschließend mit der Wiederholung.
Tipp: Zu Beginn fällt das Bewegungsausmaß klein aus, doch mit der Zeit wirst du deine Beine immer weiter zum Boden rotieren können.

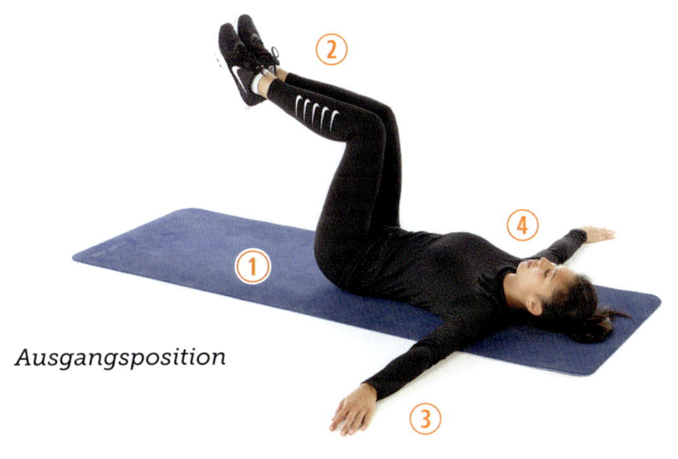

Ausgangsposition

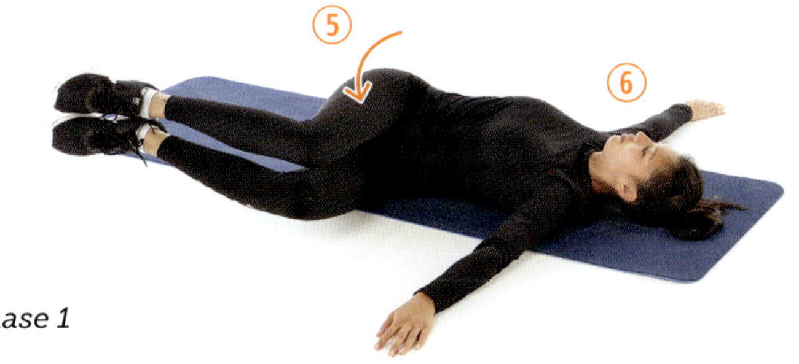

Phase 1

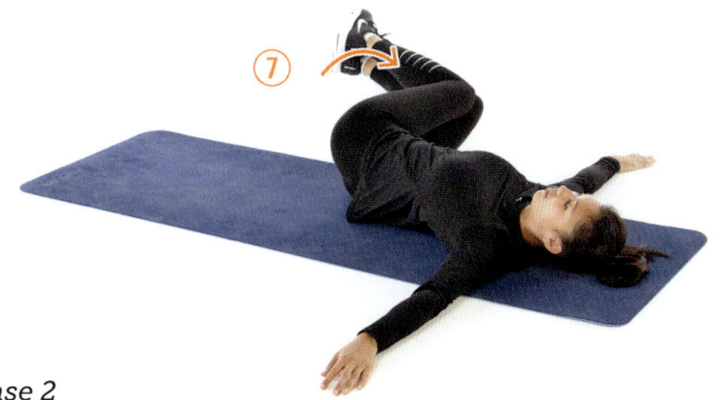

Phase 2

8 Aktivierung der Bauchmuskulatur

Muskelaktivität und Bewegungsrichtung

- → Beugung des Hüftgelenks und Stabilisation der Wirbelsäule durch die Aktivierung der geraden Bauchmuskulatur
- → Dauer: Anheben 1 Sekunde, Absenken 1 Sekunde

Deine Ausgangsposition

(1) Du beginnst in Rückenlage mit aufgestellten Beinen, drücke den unteren Rücken in die Matte. (2) Die Knie sind auf 90° gebeugt. (3) Stütze dich links und rechts mit ausgestreckten Armen ab, Handflächen zeigen nach unten.

Deine Bewegungsausführung

Phase 1: (4) Hebe beide Füße leicht vom Boden an und ziehe das linke Bein zur Brust, bis es in der Hüfte auf 90° gebeugt ist.
(5) Der untere Rücken liegt völlig auf dem Boden auf.
Phase 2: (6) Senke das linke Bein wieder bis knapp über dem Boden ab. (7) Ziehe nun das rechte Knie zur Brust und beuge das Hüftgelenk bis auf 90°. Wechsle erneut das Bein, um mit der Wiederholung zu starten.

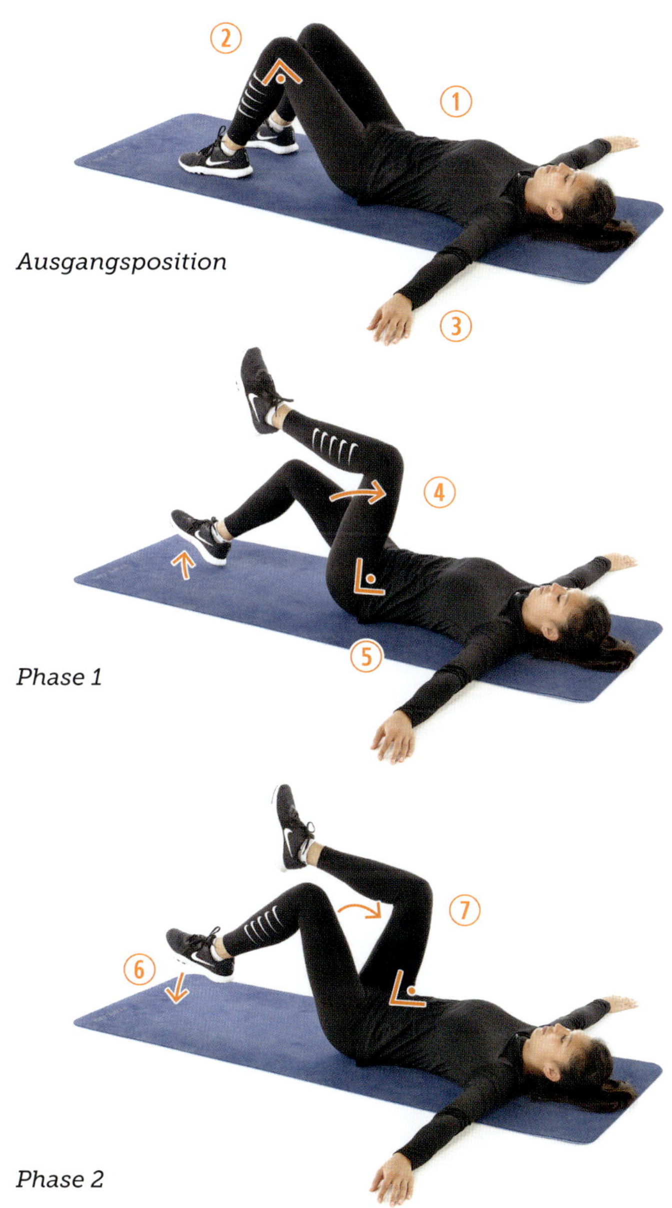

Ausgangsposition

Phase 1

Phase 2

9 Gezielte Aktivierung der Hüftstreckmuskulatur

Muskelaktivität und Bewegungsrichtung

- Streckung des Hüftgelenks durch die Aktivierung der Hüftstreckmuskulatur
- Dauer: Anheben 1 Sekunde, Absenken 1 Sekunde

Spezifische Hinweise

- Nicht deine Rückenmuskeln, sondern deine Gesäßmuskeln sind gefragt – dein Oberkörper und Becken bleiben während der Übung vollständig auf dem Boden liegen
- Achte auf deine Atmung

Deine Ausgangsposition

❶ Beginne in Bauchlage mit ausgestreckten Beinen. ❷ Lege die Stirn auf den Handrücken ab. Die Blickrichtung zeigt nach unten.

Deine Bewegungsausführung

Phase 1: ❸ Beuge das rechte Knie bis auf 90°, sodass die Fußsohle zur Decke zeigt.
Phase 2: ❹ Hebe das rechte Bein in dieser Position so weit wie möglich vom Boden an und strecke die Ferse zur Decke. Lege danach das rechte Bein auf der Matte ab und wiederhole die Übung so oft wie im Übungsprogramm empfohlen, bevor du die Seite wechselst. Atme während der Übung ruhig weiter.

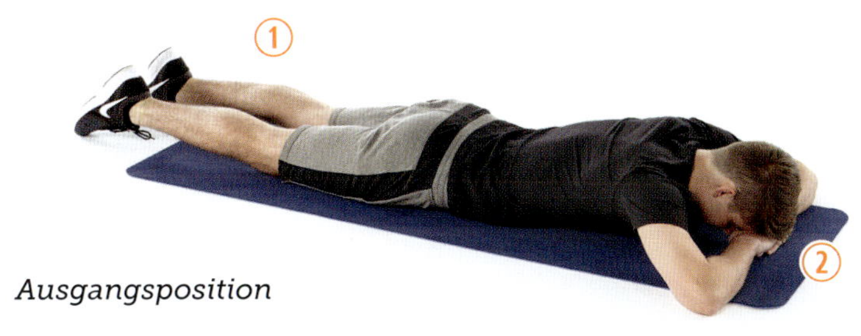

Ausgangsposition

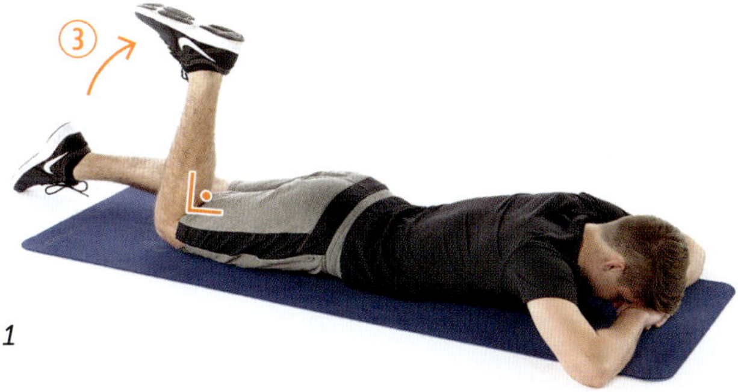

Phase 1

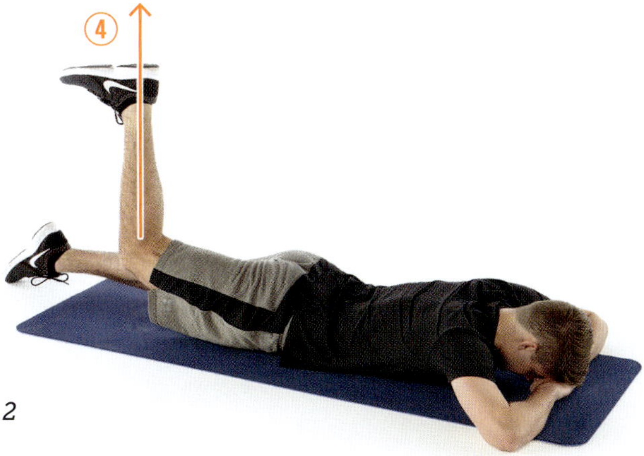

Phase 2

10 Unterarmstütz

Muskelaktivität und Bewegungsrichtung

- → Streckung und Stabilisierung der Beine und der Wirbelsäule durch statische Aktivität der Kniestreckmuskulatur und der geraden Bauchmuskulatur
- → Halte die Unterarmstützposition für den im Übungsprogramm angegebenen Zeitraum [Abb. Endposition]

Spezifische Hinweise

- → Achte auf eine gerade Wirbelsäule. Dein Oberkörper und deine Beine bilden eine Linie. Ziehe hierzu den Bauchnabel nach innen zur Wirbelsäule
- → Achte auf deine Atmung
- → Falls dir die Übung schwerfällt, lege zusätzlich die Knie ab. Dein Rücken und deine Oberschenkel bilden eine gerade Linie. Falls du Knieschmerzen hast, weiche auf Übung 11 aus [→S. 158]

Deine Ausgangsposition

(1) Beginne im Vierfüßlerstand mit den Händen schulterbreit und den Knien hüftbreit aufgestellt.

Deine Bewegungsausführung

(2) Lege die Unterarme unterhalb der Schultern auf und greife mit den Händen ineinander. (3) Strecke die Beine nach hinten aus. (4) Ziehe den Bauchnabel nach innen zur Wirbelsäule und achte auf einen geraden Rücken. (5) Der Blick zeigt nach unten. Halte die Position für die im Übungsprogramm empfohlene Zeitspanne. Atme während der Übung ruhig weiter.

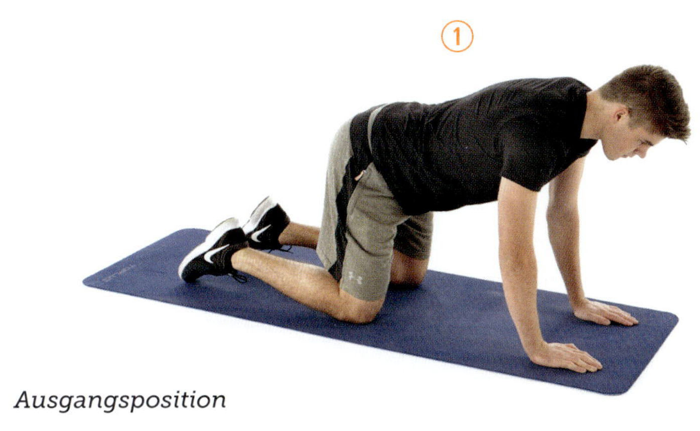

Ausgangsposition

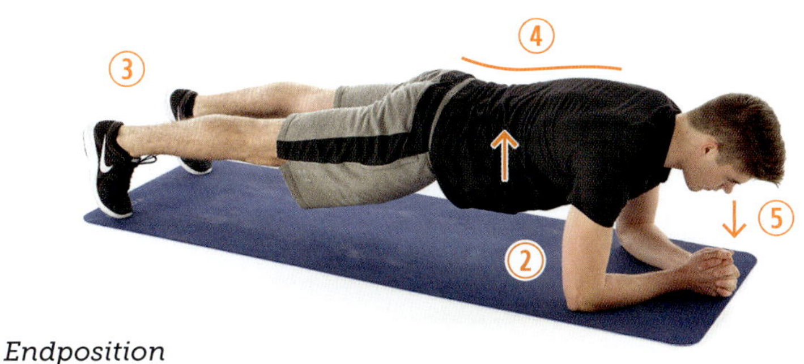

Endposition

11 Wandliegestütz

Muskelaktivität und Bewegungsrichtung

- → Stabilisierung der Wirbelsäule sowie Streckung der Ellenbogengelenke durch die Aktivierung der geraden Bauch-, Brust- und Ellenbogenstreckmuskulatur
- → Dauer: Beugung 1 Sekunde, Streckung 1 Sekunde

Spezifische Hinweise

- → Falls dir die Wandliegestütze leicht fallen, wechsle zu der Übung 12 „Liegestütz“ [→ S. 160]

Deine Ausgangsposition

1 Du beginnst im aufrechten Stand vor einer Wand. 2 Strecke die Arme nach vorne aus und lege die Handflächen auf Brusthöhe und etwas weiter auseinander als schulterbreit an die Wand. 3 Beine und Arme sind gestreckt, der Oberkörper ist aufgerichtet. 4 Der Blick zeigt nach vorne zur Wand.

Deine Bewegungsausführung

5 Lehne den gesamten Körper nach vorne zur Wand und 6 beuge dabei die Arme. Stoppe die Bewegung, kurz bevor du die Wand berührst, und drücke dich mit den Armen wieder nach hinten in die Ausgangsposition. Starte die Wiederholung.

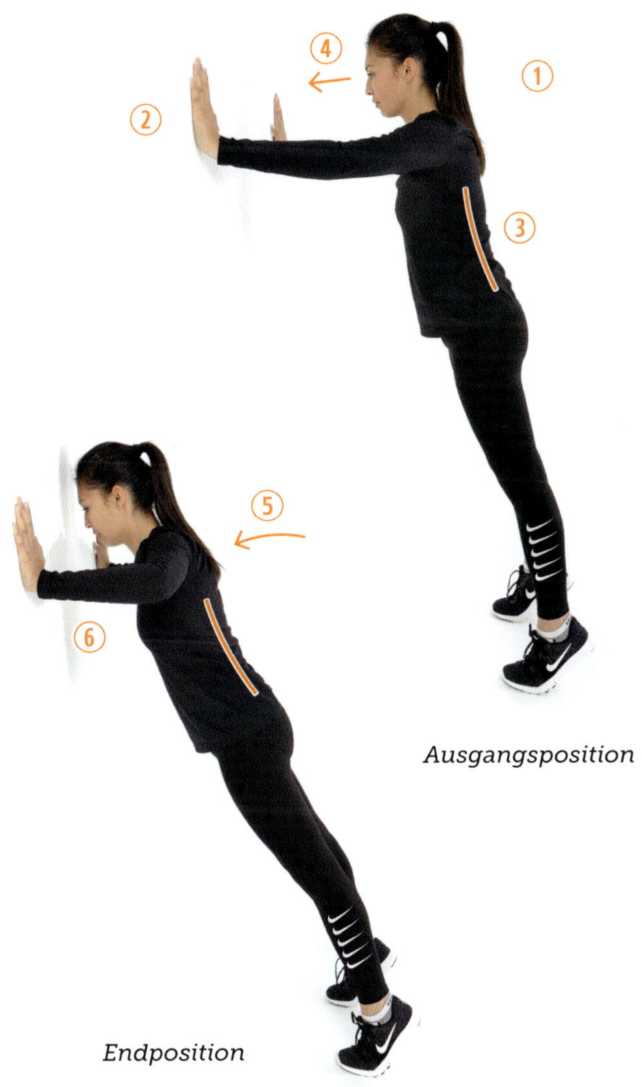

Ausgangsposition

Endposition

12 Liegestütz

Muskelaktivität und Bewegungsrichtung

- → Stabilisierung der Wirbelsäule sowie Streckung der Ellenbogengelenke durch die Aktivierung der geraden Bauch-, Brust- und Ellenbogenstreckmuskulatur
- → Dauer: Absenken 1 Sekunde, Hochdrücken 1 Sekunde

Spezifische Hinweise

- → Achte auf eine anhaltende Körperspannung während der gesamten Übungsausführung
- → Falls dir die Übung schwerfällt, stelle die Knie auf den Boden auf. Ist diese Variation der Liegstütz zu schwierig, weiche auf Übung 11 aus [➦S. 158]

Deine Ausgangsposition

❶ Beginne in der Liegestützpositon, die Hände sind eine Handbreit weiter als schulterbreit und ❷ die Füße hüftbreit aufgestellt. ❸ Ziehe den Bauchnabel nach innen zur Wirbelsäule, um deinen Rücken gerade zu halten. ❹ Blickrichtung zeigt nach unten und der Kopf ist in Verlängerung der Wirbelsäule.

Deine Bewegungsausführung

❺ Senke den Körper nach unten ab und halte die Position, kurz bevor du den Boden berührst. ❻ Deine Beine und der Rücken sind weiterhin gestreckt und ❼ der Blick zeigt nach unten. Drücke dich mit den Armen wieder nach oben in die Ausgangsposition und beginne mit der Wiederholung. Tipp: Atme beim Absenken ein und beim Hochdrücken wieder aus.

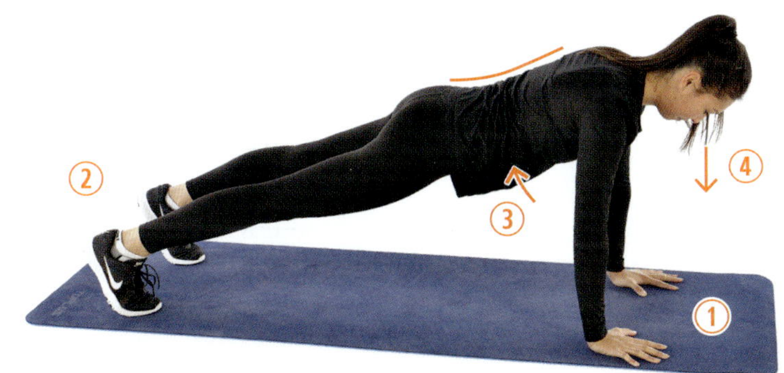

Ausgangsposition

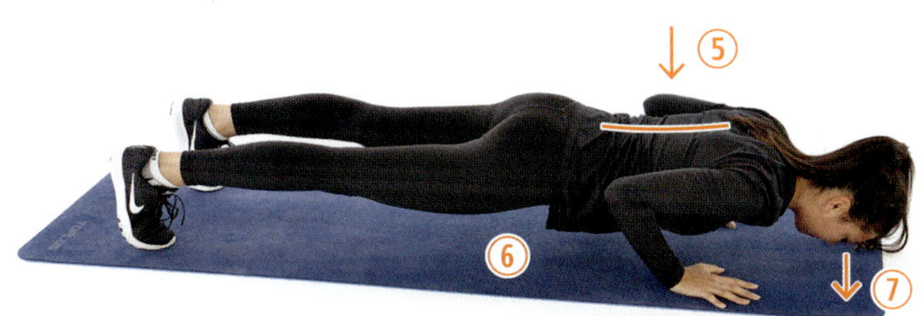

Endposition

13 Standwaage
(einbeinige Hebebewegung)

Muskelaktivität und Bewegungsrichtung

- Streckung der Wirbelsäule und der Hüftgelenke sowie Stabilisierung des Rumpfes durch Aktivierung der Rückenstrecker, der geraden Bauchmuskulatur und der Hüftstrecker
- Dauer: Vorlehnen 1 Sekunde, Aufrichten 1 Sekunde
- Halte die nach vorne geneigte Position für den im Übungsprogramm angegebenen Zeitraum [Abb. Endposition]

Spezifische Hinweise

- Achte auf eine kontrollierte Bewegungsausführung – kippe das Becken nicht zu einer Seite, sondern halte beide Beckenseiten stets parallel zum Boden

Deine Ausgangsposition

(1) Du beginnst im aufrechten Stand. (2) Die Füße stehen hüftbreit auseinander und (3) der Blick zeigt nach vorne.

Deine Bewegungsausführung

(4) Neige den Oberkörper mit geradem Rücken nach vorne unten und (5) strecke das rechte Bein nach hinten, bis sich Oberkörper und Bein parallel zum Boden befinden. (6) Die Arme sind dabei zum Boden gestreckt und die Hände befinden sich knapp unterhalb deines linken Knies. Achte darauf, deinen Oberkörper nicht zu einer Seite zu kippen und halte Becken und Schultern stets parallel zum Boden. Richte dich mit geradem Rücken wieder in den Stand auf und starte danach die Wiederholung, indem du die Seite wechselst.

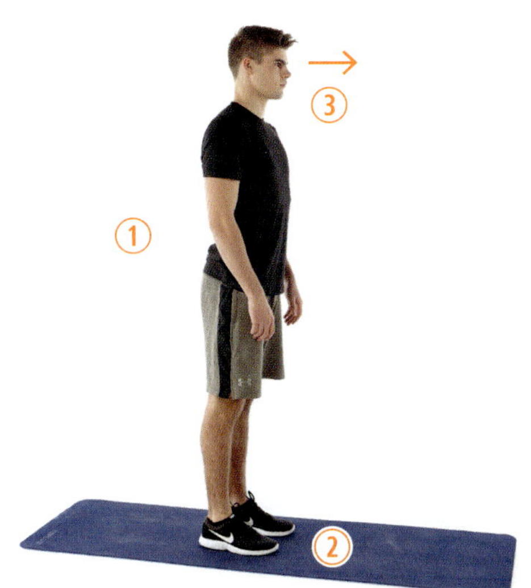

Ausgangsposition

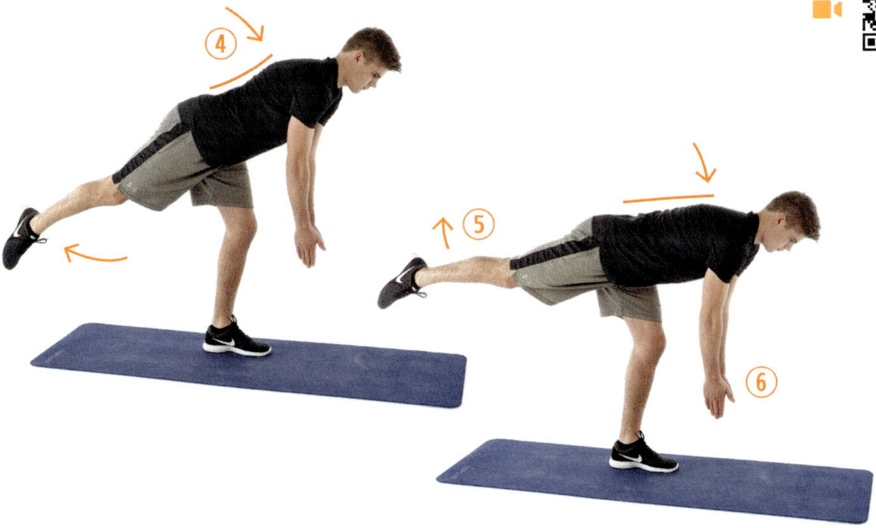

4

5

6

Endposition

14 Ausfallschritt

Muskelaktivität und Bewegungsrichtung

- Hüft- und Kniestreckung durch die Aktivierung der Knie- und Hüftmuskulatur sowie Stabilisation der Wirbelsäule durch die statische Aktivierung der geraden Bauch- und der Rückenmuskulatur
- Dauer: Beugung 1 Sekunde, Streckung 1 Sekunde

Spezifische Hinweise

- Zu Beginn bestimmst du selbst, wie weit du mit deinem Knie nach unten gehst
- Achte darauf, dass die Knie bei der Beugung nicht über die Mittelfüße hinausgehen

Deine Ausgangsposition

❶ Du beginnst im aufrechten Stand am vorderen Ende der Übungsmatte. ❷ Verlagere das Gewicht auf den linken Fuß und hebe das rechte Knie bis auf Hüfthöhe an. ❸ Der Blick zeigt nach vorne und ❹ die Arme befinden sich links und rechts neben deinem Körper.

Deine Bewegungsausführung

Phase 1: ❺ Stelle das rechte Bein mit einem großen Schritt nach hinten auf ❻ und strecke gleichzeitig die Arme nach vorne aus.
Phase 2: ❼ Senke den Rumpf nach unten ab, indem du deine Knie beugst und stoppe die Bewegung, kurz bevor das rechte Knie den Boden berührt. Drücke dich mit den Beinen kraftvoll vom Boden ab und setze den rechten Fuß mit einem großen Schritt wieder nach vorne in die Ausgangsposition. Wiederhole die Übung und wechsle anschließend die Seite.

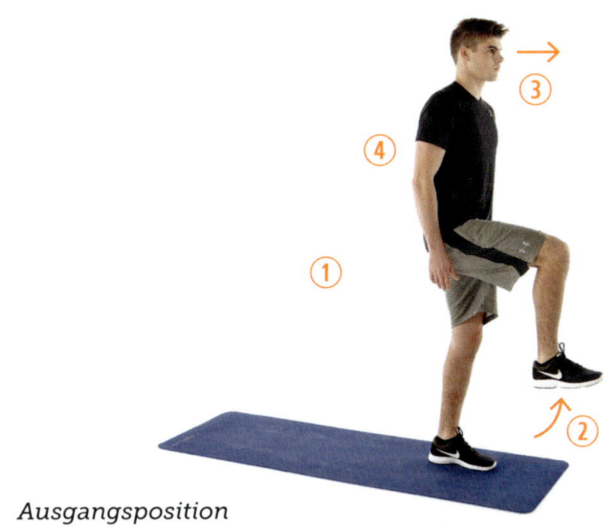

Ausgangsposition

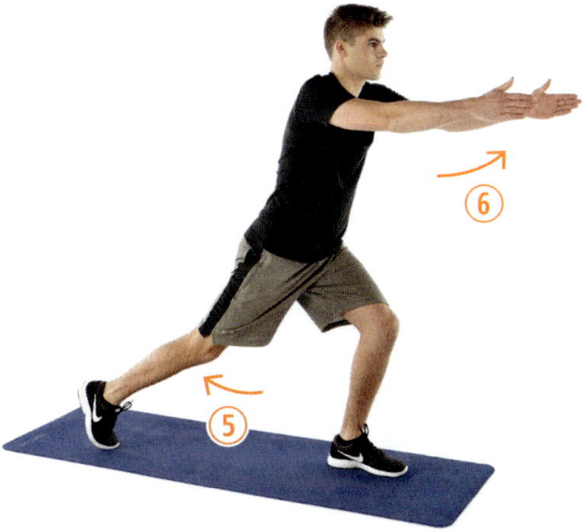

Phase 1

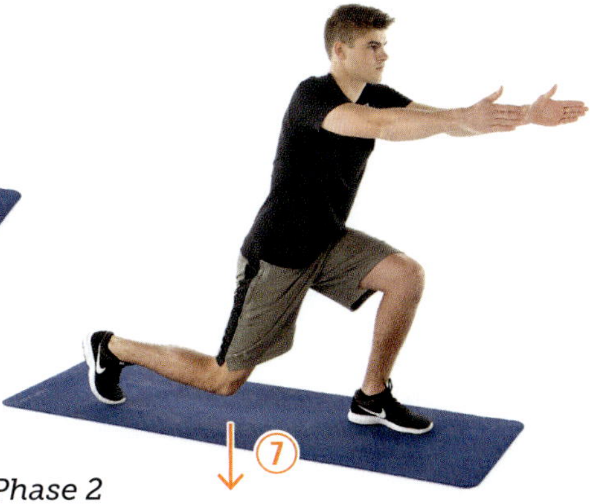

Phase 2

15 Ausfallschritt

mit Seitneigung des Oberkörpers

Muskelaktivität und Bewegungsrichtung

- → Hüft- und Kniestreckung durch die Aktivierung der Knie- und Hüftmuskulatur sowie Seitneigung und Stabilisation der Wirbelsäule durch die Aktivierung der Rumpfmuskulatur
- → Dauer: Absenken in den Ausfallschritt 1 Sekunde, Neigung zur Seite 1 Sekunde, Aufrichten 1 Sekunde

Spezifische Hinweise

- → Zu Beginn bestimmst du selbst, wie weit du mit deinem Knie nach unten gehst
- → Achte darauf, dass das Knie bei der Beugung nicht über den Mittelfuß hinausgeht

Deine Ausgangsposition

❶ Du beginnst im aufrechten Stand am vorderen Ende deiner Übungsmatte. ❷ Die Füße stehen hüftbreit auseinander und ❸ die Arme sind nach oben ausgestreckt. ❹ Der Blick zeigt nach vorne.

Deine Bewegungsausführung

Phase 1: ❺ Stelle das rechte Bein mit einem großen Schritt nach hinten. ❻ Senke den Rumpf nach unten ab, indem du deine Knie beugst und stoppe die Bewegung, kurz bevor das rechte Knie den Boden berührt. *Phase 2:* ❼ Neige deine Arme und deinen Oberkörper um ca. 20° zur linken Seite. Richte deinen Oberkörper wieder mittig auf und drücke dich kraftvoll mit den Beinen ab, um den rechten Fuß mit einem großen Schritt nach vorne in die Ausgangsposition zu stellen. Wiederhole die Übung im Seitenwechsel.

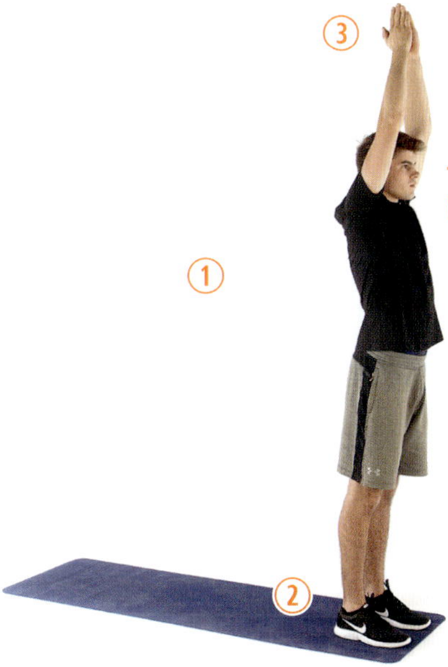

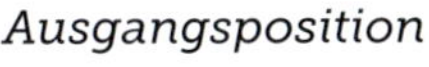
Ausgangsposition

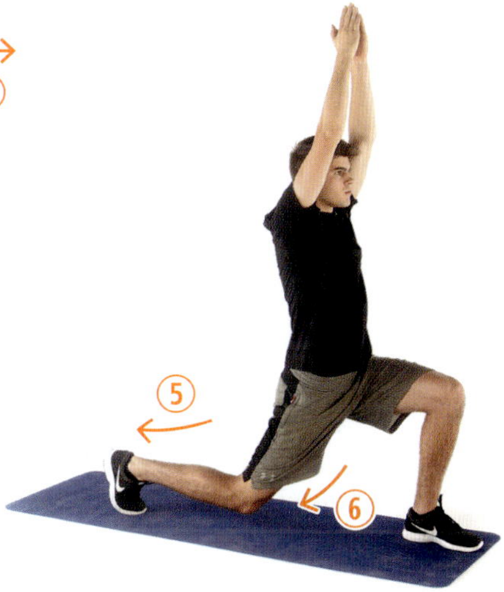

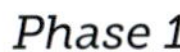
Phase 1

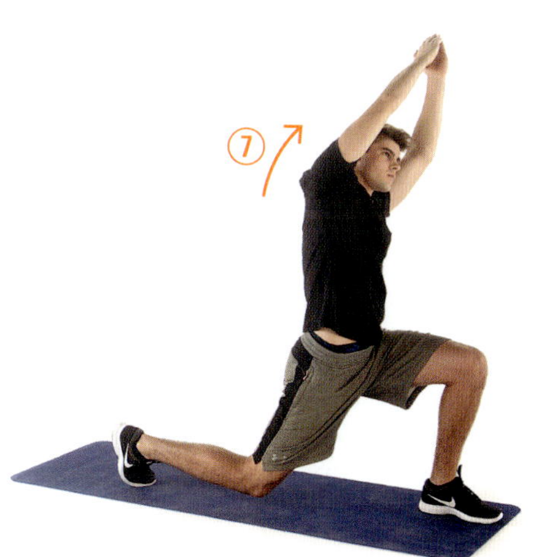

Phase 2 seitlich

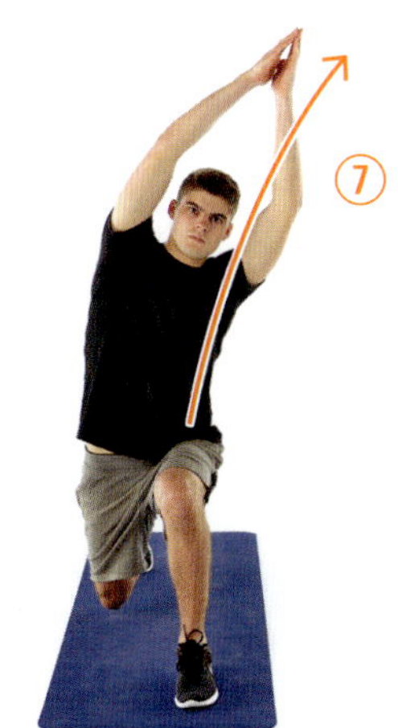

Phase 2 von vorne

16 Kniebeuge

Muskelaktivität und Bewegungsrichtung

- Knie- und Hüftstreckung durch die Aktivierung der Knie- und Hüftstrecker sowie Stabilisation der Wirbelsäule durch die statische Aktivierung der geraden Bauchmuskulatur und des Rückenstreckers
- Dauer: Beugung 1 Sekunde, Streckung 1 Sekunde

Spezifische Hinweise

- Zu Beginn bestimmst du selbst, wie tief du nach unten gehst
- Achte darauf, dass die Knie bei der Beugung nicht über die Mittelfüße hinausgehen

Deine Ausgangsposition

(1) Du beginnst im aufrechten Stand. (2) Die Füße stehen schulterbreit auseinander. (3) Die Arme sind auf Schulterhöhe nach vorne ausgestreckt und (4) der Blick zeigt nach vorne.

Deine Bewegungsausführung

(5) Ziehe den Bauchnabel nach innen zur Wirbelsäule, um den Rücken gerade zu halten. (6) Beuge deine Knie und verlagere dabei das Gesäß nach hinten. (7) Neige deinen Oberkörper mit geradem Rücken weit nach vorne. Je tiefer du gehst, desto schwieriger wird die Übung. Drücke dich wieder nach oben in den aufrechten Stand und wiederhole danach die Übung.

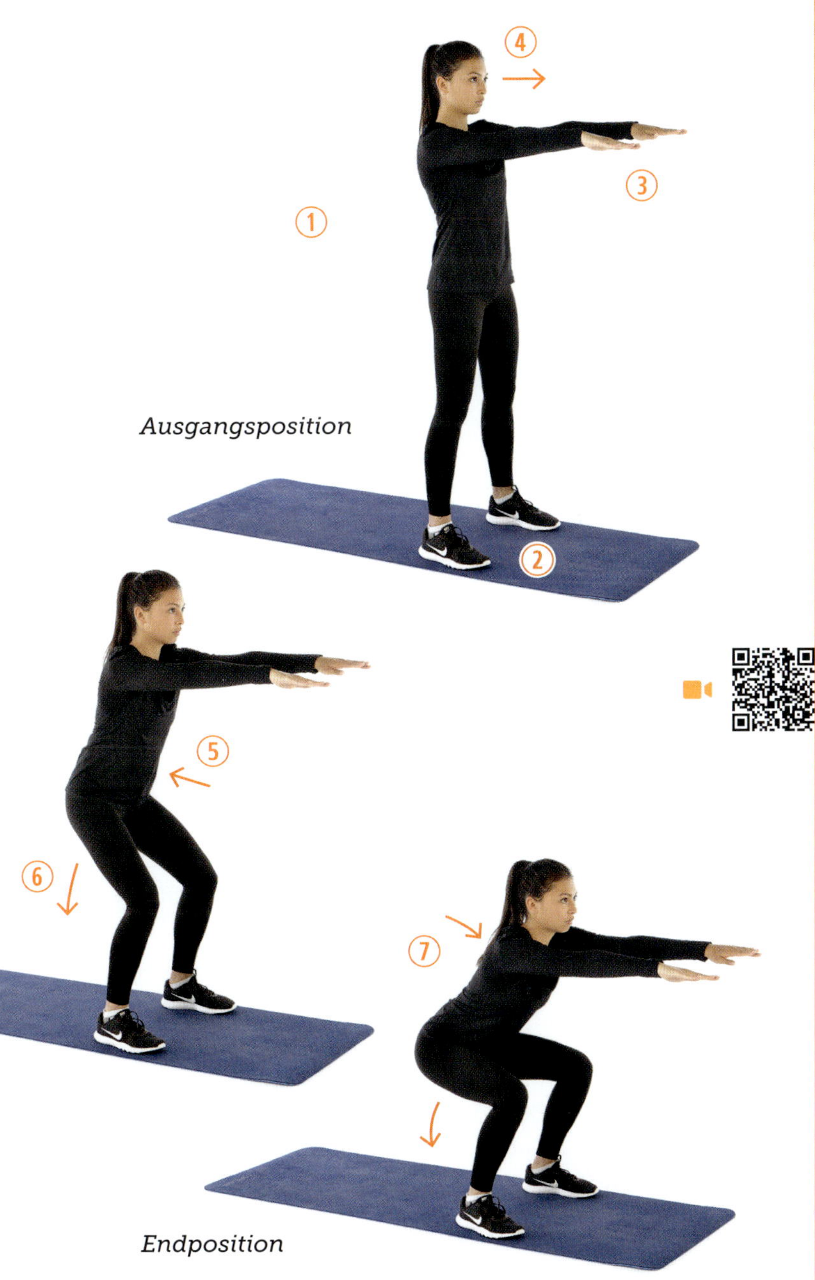

Ausgangsposition

Endposition

17 Heben (Kreuzheben)

Muskelaktivität und Bewegungsrichtung

- → Streckung der Knie- und Hüftgelenke durch die Aktivierung der Knie- und Hüftstrecker sowie Stabilisation der Wirbelsäule durch statische Aktivierung der geraden Bauch- und Rückenmuskulatur
- → Dauer: Absenken 1 Sekunde, Aufrichten 1 Sekunde

Spezifische Hinweise

- → Für diese Übung benötigst du zwei Gewichte, z. B. Kurzhanteln oder gefüllte Wasserflaschen. Achte darauf, am Anfang nicht mit zu schweren Gewichten zu beginnen. Später kannst du die Last steigern und z. B. eine gefüllte Getränkekiste nutzen
- → Falls du eine Getränkekiste nutzt, stelle sie zu Beginn der Übung auf dem Boden ab. Hebe die Kiste mit der ersten Wiederholung bis auf Hüfthöhe an und stelle sie mit der nächsten Wiederholung wieder auf dem Boden ab

Deine Ausgangsposition

❶ Du beginnst im aufrechten Stand und hältst in den Händen zwei Gewichte (hier Kurzhanteln). ❷ Die Füße stehen schulterbreit auseinander und ❸ der Blick zeigt nach vorne. ❹ Ziehe den Bauchnabel während der gesamten Übung nach innen zur Wirbelsäule, um den Rücken gerade zu halten.

Deine Bewegungsausführung

❺ Beuge die Knie und verlagere das Gesäß nach hinten. ❻ Neige dabei den geraden Oberkörper nach vorne. ❼ Führe die Hände dicht an den Beinen nach unten bis auf Höhe deiner Sprunggelenke. Richte dich anschließend in die Ausgangsposition auf und starte die Wiederholung.

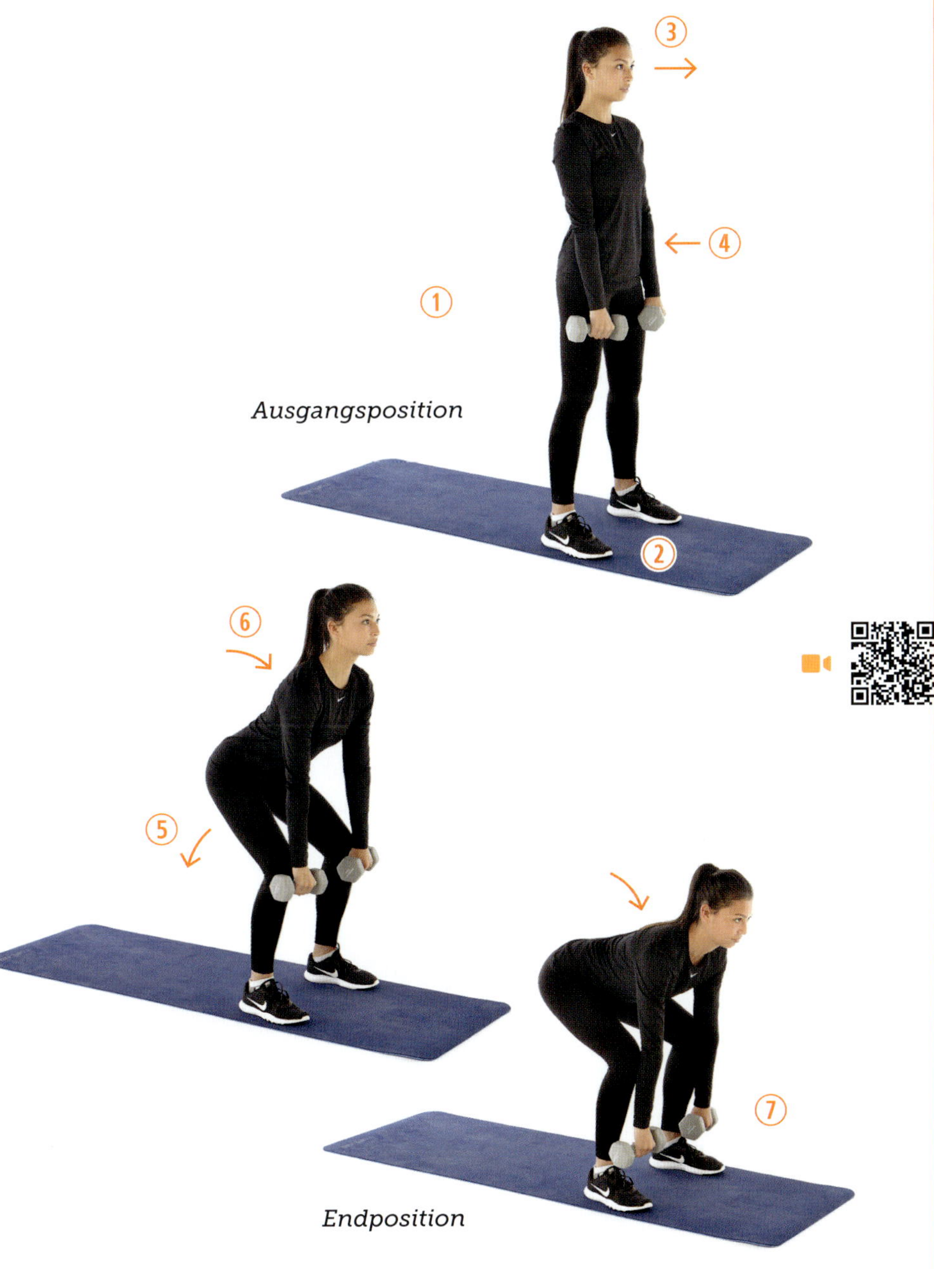

3
4
1
Ausgangsposition
2
6
5
7
Endposition

18 Beckenkippen mit Atemtechnik

Muskelaktivität, Bewegungsrichtung und Atmung

- Beugung und Streckung der Lendenwirbelsäule durch die Aktivierung der geraden Bauchmuskulatur und des Rückenstreckers
- Atme langsam über ca. 5 Sekunden durch die Nase ein, während du ein Hohlkreuz machst und den Bauch nach unten drückst. Atme langsam über ca. 5 Sekunden durch den Mund aus, während du den Rücken nach oben in den Katzenbuckel rundest

Spezifische Hinweise

- Unterpolstere die Knie
- Achte auf eine ruhige Umgebung

Deine Ausgangsposition

(1) Beginne im Vierfüßlerstand, Knie und Handflächen zeigen nach vorne. (2) Die Hände sind schulterbreit, (3) die Knie hüftbreit aufgestellt. (4) Blickrichtung zeigt nach unten.

Deine Bewegungsausführung

Phase 1: (5) Atme langsam über ca. 5 Sekunden durch die Nase ein und strecke deinen Bauch nach unten zum Boden, indem du ein Hohlkreuz machst. (6) Strecke dabei das Gesäß nach oben und hebe den Blick.
Phase 2: (7) Atme langsam über ca. 5 Sekunden durch den Mund aus und runde die Wirbelsäule nach oben in den „Katzenbuckel". (8) Der Blick ist zu den Knien gerichtet. Beginne mit der Wiederholung, indem du mit der nächsten Einatmung erneut ein Hohlkreuz machst und deinen Bauch zum Boden drückst.

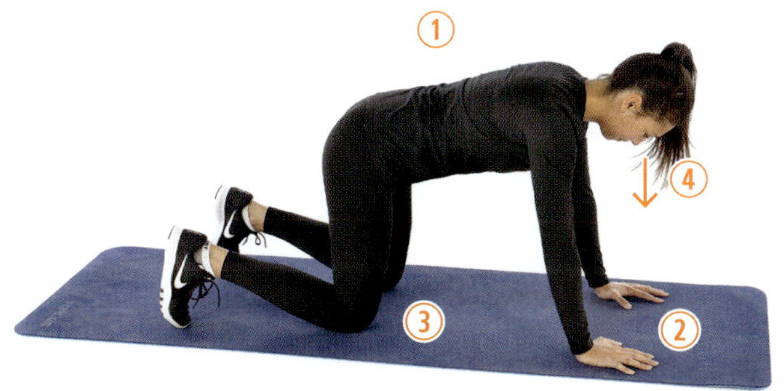

Ausgangsposition

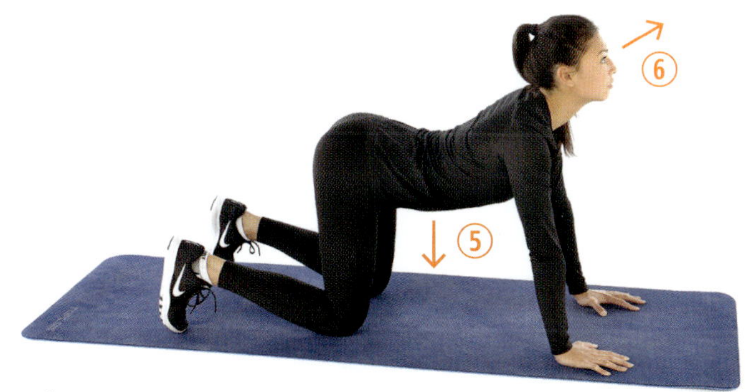

Phase 1

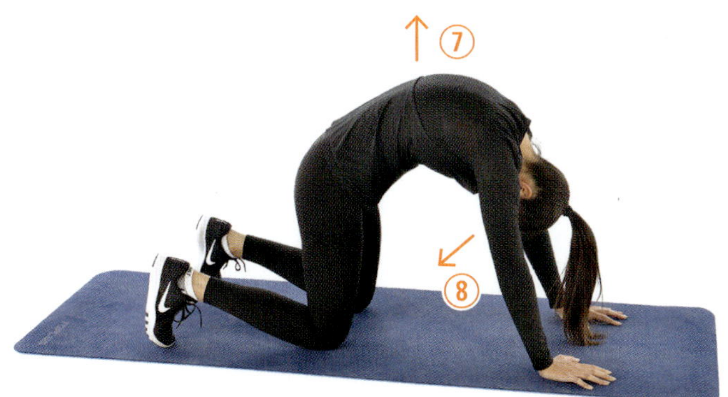

Phase 2

19 Dynamische Dreh-Dehn-Lagerung mit Atemtechnik

Muskelaktivität, Bewegungsrichtung und Atmung

- → Rotation der Brust- und Lendenwirbelsäule nach links und rechts durch Aktivierung der schrägen Rücken- und Bauchmuskulatur
- → Atme langsam über ca. 5 Sekunden durch die Nase ein, während du den oberen Arm zur anderen Seite führst und dich aufdrehst. Atme langsam über ca. 5 Sekunden durch den Mund aus, während du die Arme wieder in die Ausgangsposition zusammenführst

Spezifische Hinweise

- → Rotiere deine Wirbelsäule so ausführlich wie möglich
- → Falls dir die Übung leicht fällt, strecke das unten liegende Bein aus und lege das oben liegende Bein auf dem Boden ab

Deine Ausgangsposition

❶ Beginne in Seitlage auf der linken Seite, ❷ beide Beine sind in der Hüfte und im Knie bis auf 90° gebeugt. ❸ Beide Arme sind in Schulterhöhe nach vorne ausgestreckt und liegen auf dem Boden. ❹ Der Blick zeigt zu den Händen.

Deine Bewegungsausführung

❺ Atme langsam über ca. 5 Sekunden durch die Nase ein und rotiere dabei die Wirbelsäule nach rechts, indem du den rechten Arm zur rechten Seite führst. ❻ Der Blick folgt dabei dem rechten Arm. ❼ Lege den Arm ab, ❽ ohne deine Beine von der Matte anzuheben. Atme langsam über ca. 5 Sekunden durch den Mund aus und kehre dabei in die Ausgangsposition zurück. Starte die Wiederholung und wechsle anschließend die Seite.

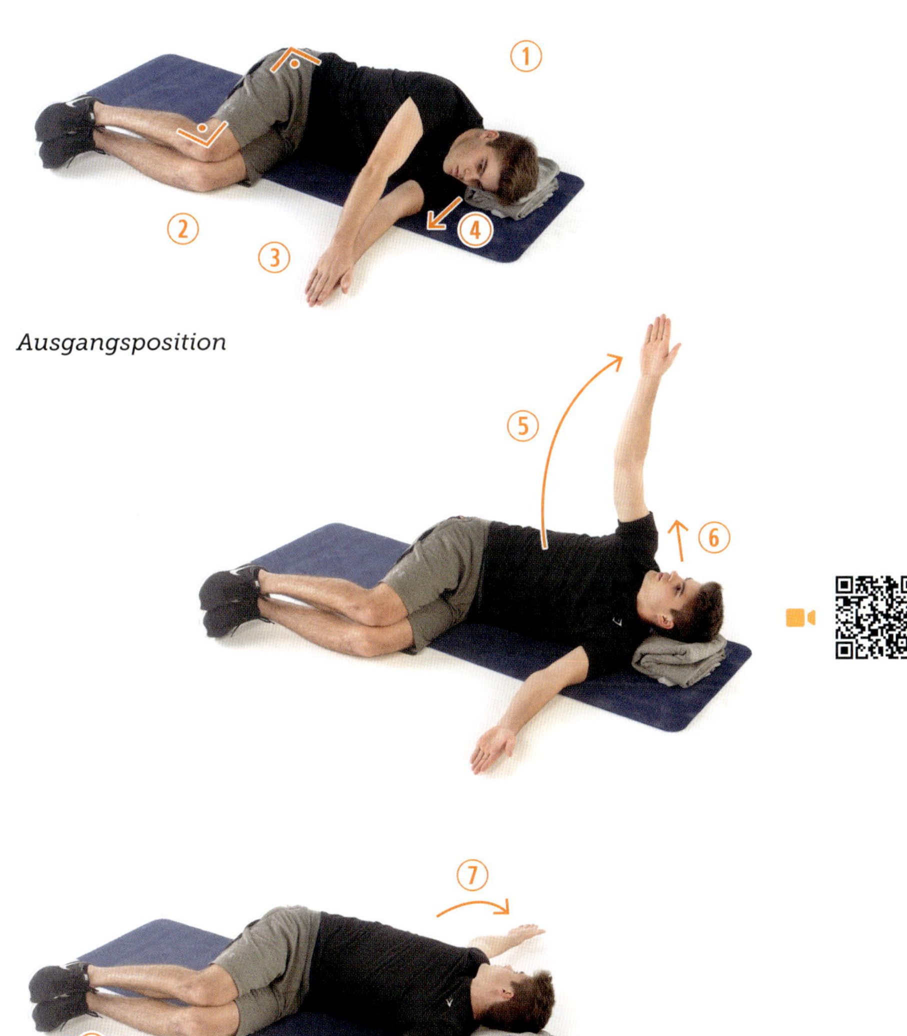

Ausgangsposition

Endposition

20 Kobra mit Atemtechnik

Muskelaktivität, Bewegungsrichtung und Atmung

- → Beugung und Streckung der gesamten Wirbelsäule durch Aktivierung der geraden Bauchmuskulatur, der Hüft- und Rückenstrecker sowie der Ellenbogenstrecker
- → Atme langsam über ca. 5 Sekunden durch die Nase ein, während du deinen Oberkörper nach vorne schiebst und dich aufrichtest. Atme langsam über ca. 5 Sekunden durch den Mund aus und schiebe das Gesäß nach hinten zu den Fersen („Päckchensitz")

Spezifische Hinweise

- → Unterpolstere die Knie
- → Achte auf eine ruhige Umgebung

Deine Ausgangsposition

❶ Beginne im „Päckchensitz" am hinteren Ende deiner Matte, das Gesäß liegt auf den Fersen auf. ❷ Die Arme sind nach vorne ausgestreckt und ❸ die Wirbelsäule ist leicht gebeugt. ❹ Blickrichtung zeigt nach unten.

Deine Bewegungsausführung

Phase 1: ❺ Atme langsam über ca. 5 Sekunden durch die Nase ein und schiebe dabei den Oberkörper nach vorne zwischen die Hände. *Phase 2:* ❻ Strecke die Arme und den Rücken vollständig durch, um deinen Oberkörper aufzurichten und ❼ nach vorne oben zu schauen. ❽ Drücke die Schultern weit weg von den Ohren. Atme langsam über ca. 5 Sekunden durch den Mund aus und kehre dabei zurück in den Päckchensitz. Wiederhole die Übung.

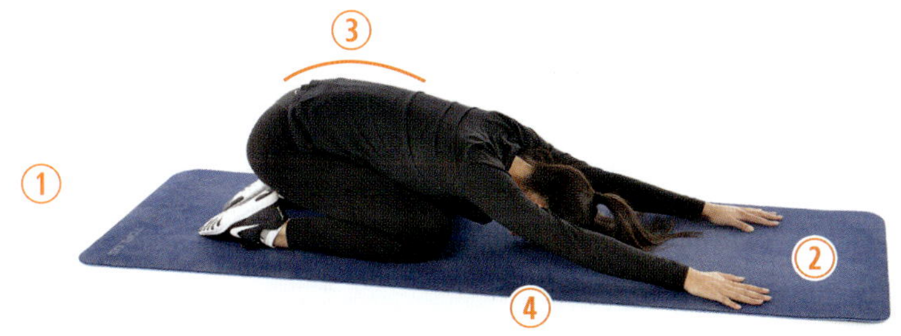

Ausgangsposition

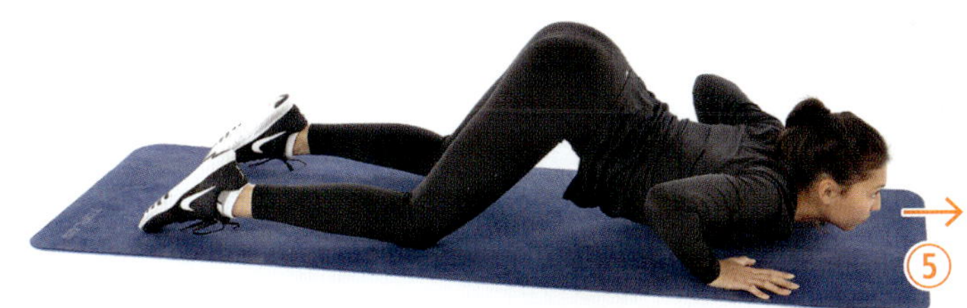

Phase 1

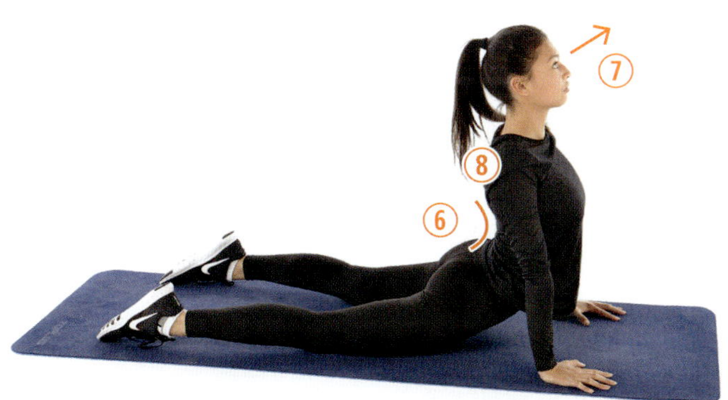

Phase 2

Schlusswort

Wir bedanken uns für dein Interesse an den Ansätzen, die wir dir im vorliegenden Ratgeber vermittelt haben, und wünschen uns, dass dich die Lektüre überzeugt und motiviert hat, mithilfe unserer Programme eben diese neuen Wege zu gehen und Kraft, Beweglichkeit und Vertrauen in die Stärke deines Rückens zurückzugewinnen. Der Inhalt dieses Buches soll dir helfen zu verstehen, dass die Überwindung deiner Rückenschmerzen vor allem durch dich selbst erzielt werden kann. Die daraus entstehenden Vorteile sind überwältigend. Dabei steht natürlich die Effektivität zur Lösung deiner Beschwerden an erster Stelle. Ergänzend allerdings kommen aber auch wertvolle Aspekte für unsere Gesellschaft insgesamt zum Tragen. Stetig steigende Gesundheitskosten sind fast schon so etwas wie Normalität, aber bedeuten in der Folge eine immer umfänglicher zu finanzierende Gesundheitsvorsorge für jeden einzelnen Bürger.

Die Motivation, solche Szenarien zur Kenntnis zu nehmen und sich zu fragen „Was kann ich als Einzelner dagegen, aber auch für mich tun?", hat uns diese Programme zur Selbstbehandlung von Rückenbeschwerden evaluieren lassen. Die Erkenntnisse aus diesem Prozess haben uns von ihrem Nutzen überzeugt und mit diesem Buch wollen wir ihre Verbreitung vorantreiben.

Die konkrete Überlegung „Warum eine langandauernde, medizinische Betreuung von Fachleuten beanspruchen, wenn ich vieles selbstständig und erfolgreich erreichen kann?" trifft der Kern unseres Anliegens. Gerade im Hinblick auf Rückenschmerzen stimmt die darin enthaltene Aussage tatsächlich mit den Fakten überein. Rückenbeschwerden sind komplex, aber verlangen deshalb nicht immer und in jedem Fall eine langandauernde Therapie. Alle Erkenntnisse und Erfahrungen weisen maßgeblich auf den Leitsatz hin „Hilf dir selbst!"

In diesem Sinne möchten wir dich ermutigen, deinen Weg zu gehen. Vertraue deinen eigenen Fähigkeiten – genau wie ein Vogel sich auf die Funktion seiner Flügel verlässt, wenn der Ast bricht, auf dem er sitzt.

Literaturnachweise

Alt A, Malcherek N, Geisler S, et al. (2020). The sustainable effectiveness to avoid chronification in non-specific, non-chronicback pain. Dtsch Z Sportmed 71 (5):97–103. doi: 10.5960/dzsm.2020.425.

Armstrong LE, Johnson EC (2018). Water Intake, Water Balance, and the Elusive Daily Water Requirement. Nutrients 10 (12). doi: 10.3390/nu10121928.

Balagué F, Pellisé F (2016). Adolescent idiopathic scoliosis and back pain. Scoliosis Spinal Disord 11 (1):27. doi: 10.1186/s13013-016-0086-7.

Bijur PE, Silver W, Gallagher EJ (2001). Reliability of the visual analog scale for measurement of acute pain. Acad Emerg Med 8 (12): 1153–1157. doi: 10.1111/j.1553-2712.2001.tb01132.x.

Brownlee S, Chalkidou K, Doust J, et al. (2017). Evidence for overuse of medical services around the world. The Lancet 390 (10090): 156–168. doi: 10.1016/S0140-6736(16)32585-5.

Chou L, Brady SRE, Urquhart DM, et al. (2016). The Association Between Obesity and Low Back Pain and Disability Is Affected by Mood Disorders: A Population-Based, Cross-Sectional Study of Men. Medicine (Baltimore) 95 (15): e3367. doi: 10.1097/MD.0000000000003367.

Dima A, Lewith GT, Little P, et al. (2013). Identifying patients' beliefs about treatments for chronic low back pain in primary care: a focus group study. Br J Gen Pract 63 (612): e490-8. doi: 10.3399/bjgp13X669211.

Downie A, Williams CM, Henschke N, et al. (2013). Red flags to screen for malignancy and fracture in patients with low back pain: systematic review. BMJ 347:f7095. doi: 10.1136/bmj.f7095.

Elbers S, Wittink H, Pool JJM, et al. (2018). The effectiveness of generic self-management interventions for patients with chronic musculoskeletal pain on physical function, self-efficacy, pain intensity and physical activity: A systematic review and meta-analysis. Eur J Pain 22 (9):1577–1596. doi: 10.1002/ejp.1253.

Elma Ö, Yilmaz ST, Deliens T, et al. (2020). Do Nutritional Factors Interact with Chronic Musculoskeletal Pain? A Systematic Review. J Clin Med 9 (3). doi: 10.3390/jcm9030702.

Ettinger B, Black DM, Palermo L, et al. (1994). Kyphosis in older women and its relation to back pain, disability and osteopenia: the study of osteoporotic fractures. Osteoporos Int 4 (1):55–60. doi: 10.1007/BF02352262.

Grabovac I, Dorner TE (2019). Association between low back pain and various everyday performances Activities of daily living, ability to work and sexual function. Wien Klin Wochenschr 131 (21-22):541–549. doi: 10.1007/s00508-019-01542-7.

Green BN, Johnson CD, Snodgrass J, et al. (2016). Association Between Smoking and Back Pain in a Cross-Section of Adult Americans. Cureus 8 (9):e806. doi: 10.7759/cureus.806.

Greenwald JD, Shafritz KM (2018). An Integrative Neuroscience Framework for the Treatment of Chronic Pain: From Cellular Alterations to Behavior. Front Integr Neurosci 12:18. doi: 10.3389/fnint.2018.00018.

Harvey J, Krukowski R, Priest J, et al. (2019). Log Often, Lose More: Electronic Dietary Self-Monitoring for Weight Loss. Obesity (Silver Spring) 27 (3):380–384. doi: 10.1002/oby.22382.

Hochschild J (2015). Grundlagen zur Wirbelsäule, HWS und Schädel, BWS und Brustkorb, obere Extremität, 1., überarbeitete Aufl. Stuttgart: Georg Thieme Verlag.

Ikemoto T, Miki K, Matsubara T, et al. (2019). Psychological Treatment Strategy for Chronic Low Back Pain. Spine Surg Relat Res 3 (3):199–206. doi: 10.22603/ssrr.2018-0050.

King W (2007). Acute Pain, Subacute Pain and Chronic Pain. In: Schmidt RF & Willis WD (eds) Encyclopedia of Pain. Berlin, Heidelberg: Springer-Verlag, pp. 35–36.

Kitaoka Y (2014). McArdle Disease and Exercise Physiology. Biology (Basel) 3 (1): 157–166. doi: 10.3390/biology3010157

Lee J-S, Kang S-J (2016). The effects of strength exercise and walking on lumbar function, pain level, and body composition in chronic back pain patients. J Exerc Rehabil 12 (5):463–470. doi: 10.12965/jer.1632650.325.

Leerar PJ, Boissonnault W, Domholdt E, et al. (2007). Documentation of red flags by physical therapists for patients with low back pain. J Man Manip Ther 15 (1): 42–49. doi: 10.1179/106698107791090105.

Lewis PB, Ruby D, Bush-Joseph CA (2012). Muscle soreness and delayed-onset muscle soreness. Clin Sports Med 31 (2): 255–262. doi: 10.1016/j.csm.2011.09.009.

May C, Brcic V, Lau B (2018). Characteristics and complexity of chronic pain patients referred to a community-based multidisciplinary chronic pain clinic. Can J Pain 2 (1): 125–134. doi: 10.1080/24740527.2018.1453751.

Oliveira CB, Maher CG, Pinto RZ, et al. (2018). Clinical practice guidelines for the management of non-specific low back pain in primary care: an updated overview. Eur Spine J 27 (11): 2791–2803. doi: 10.1007/s00586-018-5673-2.

Ossipov MH, Dussor GO, Porreca F (2010). Central modulation of pain. J Clin Invest 120 (11):3779–3787. doi: 10.1172/JCI43766.

Owen PJ, Miller CT, Mundell NL, et al. (2020). Which specific modes of exercise training are most effective for treating low back pain? Network meta-analysis. Br J Sports Med 54 (21):1279–1287. doi: 10.1136/bjsports-2019-100886.

Piotek S, Toutenhahn J. (2006). Physiologie der Wundheilung. In Lippert H: Wundatlas, 2. Aufl. Stuttgart: Georg Thieme Verlag. S. 28–33

Reilly KJ, Moore CA (2003). Respiratory Sinus Arrhythmia During Speech Production. J Speech Lang Hear Res 46 (1):164–177. doi: 10.1044/1092-4388(2003/013).

Ridgway E, Baker P, Woods J, et al. (2019). Historical Developments and Paradigm Shifts in Public Health Nutrition Science, Guidance and Policy Actions: A Narrative Review. Nutrients 11 (3). doi: 10.3390/nu11030531.

Roffey DM, Budiansky A, Coyle MJ, et al. (2013). Obesity and Low Back Pain: Is There a Weight of Evidence to Support a Positive Relationship? Curr Obes Rep 2 (3):241–250. doi: 10.1007/s13679-013-0058-7.

Russo MA, Santarelli DM, O'Rourke D (2017). The physiological effects of slow breathing in the healthy human. Breathe (Sheff) 13 (4):298–309. doi: 10.1183/20734735.009817.

Saraceni N, Kent P, Ng L, et al. (2020). To Flex or Not to Flex? Is There a Relationship Between Lumbar Spine Flexion During Lifting and Low Back Pain? A Systematic Review With Meta-analysis. J Orthop Sports Phys Ther 50 (3):121–130. doi: 10.2519/jospt.2020.9218.

Schmidt RF, Willis WD (eds.) (2007). Encyclopedia of Pain. Berlin, Heidelberg: Springer-Verlag. doi: 10.1007/978-3-540-29805-2.

Shariat A, Alizadeh R, Moradi V, et al. (2019). The impact of modified exercise and relaxation therapy on chronic lower back pain in office workers: a randomized clinical trial. J Exerc Rehabil 15 (5):703–708. doi: 10.12965/jer.1938490.245.

Stanley J, Peake JM, Buchheit M (2013). Cardiac parasympathetic reactivation following exercise: implications for training prescription. Sports Med 43 (12):1259–1277. doi: 10.1007/s40279-013-0083-4.

Statista. Umfrage Volksleiden & Selbstmedikation 2017. https://de.statista.com/statistik/studie/id/57902/dokument/volksleiden-und-selbstmedikation/. Letzter Aufruf: 25/11/2020.

Stemper BD, Board D, Yoganandan N, et al. (2010). Biomechanical properties of human thoracic spine disc segments. J Craniovertebr Junction Spine 1 (1):18–22. doi: 10.4103/0974-8237.65477.

Stenner P, Cross V, McCrum C, et al. (2015). Self-management of chronic low back pain: Four viewpoints from patients and healthcare providers. Health Psychol Open 2 (2):2055102915615337. doi: 10.1177/2055102915615337.

Stringer C (2002). Modern human origins: progress and prospects. Philos Trans R Soc Lond B Biol Sci 357 (1420):563–579. doi: 10.1098/rstb.2001.1057.

Treede R-D (2018). The International Association for the Study of Pain definition of pain: as valid in 2018 as in 1979, but in need of regularly updated footnotes. Pain Rep 3 (2): e643. doi: 10.1097/PR9.0000000000000643.

Turner JC, Patrick H (2008). How Does Motivation Develop and Why Does It Change? Reframing Motivation Research. Educational Psychologist 43 (3):119–131. doi: 10.1080/00461520802178441.

Unsworth A, Dowson D, Wright V (1971). ‚Cracking joints'. A bioengineering study of cavitation in the metacarpophalangeal joint. Ann Rheum Dis 30 (4):348–358. doi: 10.1136/ard.30.4.348.

Vos T, Flaxman AD, Naghavi M, et al. (2012). Years lived with disability (YLDs) for 1160 sequelae of 289 diseases and injuries 1990–2010: a systematic analysis for the Global Burden of Disease Study 2010. The Lancet 380 (9859): 2163–2196. doi: 10.1016/S0140-6736(12)61729-2.

Vyazovskiy VV (2015). Sleep, recovery, and metaregulation: explaining the benefits of sleep. Nat Sci Sleep 7: 171–184. doi: 10.2147/NSS.S54036.

Watzl B (2008). Anti-inflammatory effects of plant-based foods and of their constituents. Int J Vitam Nutr Res 78 (6): 293–298. doi: 10.1024/0300-9831.78.6.293.

Wertli MM, Rasmussen-Barr E, Weiser S, et al. (2014). The role of fear avoidance beliefs as a prognostic factor for outcome in patients with nonspecific low back pain: a systematic review. Spine J 14 (5):816-36.e4. doi: 10.1016/j.spinee.2013.09.036.

Willett WC, Ludwig DS (2020). Milk and Health. N Engl J Med 382 (7):644–654. doi: 10.1056/NEJMra1903547.

Yaribeygi H, Panahi Y, Sahraei H, et al. (2017). The impact of stress on body function: A review. EXCLI J 16:1057–1072. doi: 10.17179/excli2017-480.

QR-Codes

Videos ausgewählter Übungen

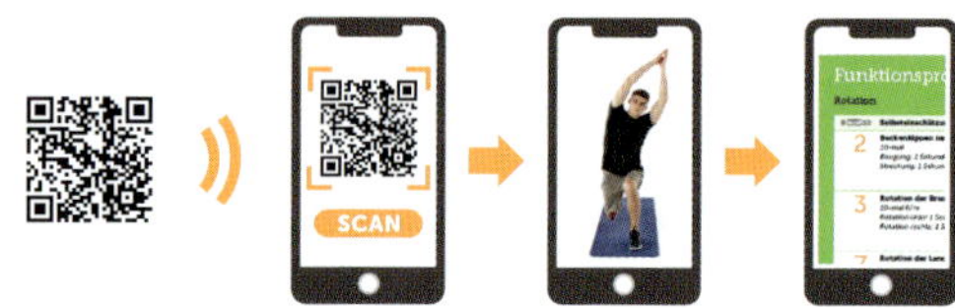

1 **Beckenkippen aus dem Vierfüßlerstand, S. 138**
http://media.kvm-verlag.de/DU_BIST_DEIN_EIGENER_THERAPEUT/Beckenkippen_Vierfuesslerstand.mp4

3 **Rotation der Brust- und Lendenwirbelsäule, S. 142**
http://media.kvm-verlag.de/DU_BIST_DEIN_EIGENER_THERAPEUT/Rotation_BWS_LWS.mp4

4 **Kobra, S. 144**
http://media.kvm-verlag.de/DU_BIST_DEIN_EIGENER_THERAPEUT/Kobra.mp4

5 **Superman, S. 146**
http://media.kvm-verlag.de/DU_BIST_DEIN_EIGENER_THERAPEUT/Superman.mp4

13 **Standwaage, S. 162**
http://media.kvm-verlag.de/DU_BIST_DEIN_EIGENER_THERAPEUT/Standwaage.mp4

15 **Ausfallschritt, S. 166**
http://media.kvm-verlag.de/DU_BIST_DEIN_EIGENER_THERAPEUT/Ausfallschritt.mp4

16 **Kniebeuge, S. 168**
http://media.kvm-verlag.de/DU_BIST_DEIN_EIGENER_THERAPEUT/Kniebeuge.mp4

17 **Heben (Kreuzheben), S. 170**
http://media.kvm-verlag.de/DU_BIST_DEIN_EIGENER_THERAPEUT/Kreuzheben.mp4

18 **Beckenkippen mit Atemtechnik, S. 172**
http://media.kvm-verlag.de/DU_BIST_DEIN_EIGENER_THERAPEUT/Beckenkippen_Vierfuesslerstand.mp4

19 **Dynamische Dreh-Dehn-Lagerung mit Atemtechnik, S. 174**
http://media.kvm-verlag.de/DU_BIST_DEIN_EIGENER_THERAPEUT/Rotation_BWS_LWS.mp4

20 **Kobra mit Atemtechnik, S. 176**
http://media.kvm-verlag.de/DU_BIST_DEIN_EIGENER_THERAPEUT/Kobra_mit_Atemtechnik.mp4

QR-Codes

Verlaufsprotokoll und Programmseiten (PDF)

VERLAUFSPROTOKOLL
(Blankoformular), S. 67
http://media.kvm-verlag.de/
DU_BIST_DEIN_EIGENER_THERAPEUT/
Verlaufsprotokoll.pdf

SCHMERZPROGRAMM A
(Schmerzintensität Stufe 1–2, S. 74
http://media.kvm-verlag.de/
DU_BIST_DEIN_EIGENER_THERAPEUT/
Schmerzprogramm_A.pdf

SCHMERZPROGRAMM B
(Schmerzintensität Stufe 3–5), S. 78
http://media.kvm-verlag.de/
DU_BIST_DEIN_EIGENER_THERAPEUT/
Schmerzprogramm_B.pdf

SCHMERZPROGRAMM C
(Schmerzintensität Stufe 6 und mehr), S. 82
http://media.kvm-verlag.de/
DU_BIST_DEIN_EIGENER_THERAPEUT/
Schmerzprogramm_C.pdf

FUNKTIONSPROGRAMM A
(Rotation), S. 94
http://media.kvm-verlag.de/
DU_BIST_DEIN_EIGENER_THERAPEUT/
Funktionsprogramm_A.pdf

FUNKTIONSPROGRAMM B
(Beugen/Strecken), S. 98
http://media.kvm-verlag.de/
DU_BIST_DEIN_EIGENER_THERAPEUT/
Funktionsprogramm_B.pdf

FUNKTIONSPROGRAMM C
(Statik/Ausdauer), S. 102
http://media.kvm-verlag.de/
DU_BIST_DEIN_EIGENER_THERAPEUT/
Funktionsprogramm_C.pdf

FUNKTIONSPROGRAMM D
(Vorbeugung), S. 106
http://media.kvm-verlag.de/
DU_BIST_DEIN_EIGENER_THERAPEUT/
Funktionsprogramm_D.pdf

VERHALTENSPROGRAMM A
(Belastungsangst „Rotation"), S. 116
http://media.kvm-verlag.de/
DU_BIST_DEIN_EIGENER_THERAPEUT/
Verhaltensprogramm_A.pdf

VERHALTENSPROGRAMM B
(Belastungsangst „Beugen/Strecken"), S. 120
http://media.kvm-verlag.de/
DU_BIST_DEIN_EIGENER_THERAPEUT/
Verhaltensprogramm_B.pdf

VERHALTENSPROGRAMM C
(Belastungsangst „Statik/Ausdauer"), S. 124
http://media.kvm-verlag.de/
DU_BIST_DEIN_EIGENER_THERAPEUT/
Verhaltensprogramm_C.pdf

ENTSPANNUNGSPROGRAMM
(Atem- und Mobilisationsübungen), S. 128
http://media.kvm-verlag.de/
DU_BIST_DEIN_EIGENER_THERAPEUT/
Entspannungsprogramm.pdf

Impressum

Die Deutsche Nationalbibliothek verzeichnet diese Publikation in der Deutschen Nationalbibliografie; detaillierte bibliografische Daten sind im Internet über *http://dnb.d-nb.de* abrufbar.

Anschrift des Verlags:
KVM – Der Medizinverlag, Dr. Kolster Verlags-GmbH
Ifenpfad 2–4, 12107 Berlin

Korrespondenz:
info@kvm-verlag.de

Jeder Anwender sollte sorgsam und verantwortungsvoll mit den Trainingsprogrammen umgehen. Alle Anwendungen erfolgen auf eigene Verantwortung des Benutzers und können keine medizinische Untersuchung ersetzen. Bei länger andauernden Beschwerden suchen Sie bitte Ihren Hausarzt auf.

www.kvm-medizinverlag.de

1. Auflage 2021

Projektleitung: Kathrin Fiedler, Freiburg im Breisgau
Lektorat: Renate Mannaa, Berlin
Foto- und Filmaufnahmen: Martin Kreutter, Marburg (Lahn)
Layout und Satz: Gay & Sender, Bremen
Gesamtproduktion: KVM – Der Medizinverlag, Berlin
Druck: GZH d.o.o. (www.gzh.hr), Zagreb
ISBN: 978-3-86867-567-2
Printed in Croatia